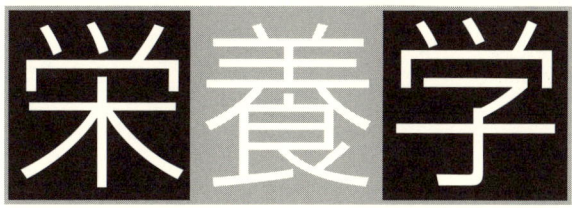

パワーアップ
Science of Nutrition
栄養学

片山眞之／片山洋子 著

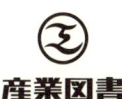

産業図書

序

　現在の我が国は食生活が劇的に変化しようとしている時代に遭遇しています．それは，食料を国内で自給することが年々困難になり，輸入される食料の栽培・飼育の環境や方法が益々曖昧になってきているからです．毎日の食事を安全に安心して食べるためには，先ず自分自身で考え判断することが大切ですが，そのための指針には栄養学の知識が力になります．

　管理栄養士を目指している人は，健康維持に食物成分がどのように関わっているのか，消化吸収された栄養素がどのように身体内で変化を受けて行くのか，を習得することが必須です．

　「栄養学を学ぶための王道を求めて」——
こういう言葉を聞くと，学ぶために何か特別な方法がある様に思えるかも知れませんが，一方で「本当は王道などは無い」という人がいます．とはいえ，栄養学を身につけるコツはあります．本書は栄養学をマスターするためのお手伝いをすることを目的としています．

　まず，われわれの身体を構成し，その基本単位である細胞を理解しましょう．次いで，身体のなかで最も多い成分であり，生命の基盤である水についての理解を深めます．身体の骨格を担う成分はミネラル類ですが，ミネラルには代謝調節に関与するものがあり重要な成分です．引き続きビタミンの働きを簡単に眺めます．食物の主要な成分である糖質（炭水化物）と脂質（油脂・脂肪）とタンパク質について，入門的に説明いたします．栄養素は消化によって小単位に分解されて吸収され，細胞内で身体固有の形につくりかえられてから機能します．この変化の過程は代謝過程といわれるものです．代謝過程は酵素の働きによって支えられていますから，酵素についても理解を深めていただきたいと思います．最後に「免疫現象」をとり挙げて，「食物成分を十分に消化して」から吸収することの意義を再認識する章にしました．

なお，健康維持には，以上の栄養素のほかに食物繊維と腸内細菌の働きの大きいことがわかっておりますが，詳しくは著者等の「図解 栄養生理学・生化学」（産業図書株式会社刊）に記載しております．ご参照していただければ幸甚です．

　本書を読んで，さらに理解を深めたいと思った時には，生化学や生理学の本や関連辞書も繙いてください．特に，「生物学」，「理化学」，「生化学」などの辞典・辞書の一冊を手元に置いておくと，栄養学を習得する上で大変有用です．

　健康な日常生活は，栄養学の知識を実践することによって支えられます．活き活きとした日々の生活のなかにこそ，パワーアップされた人生があります．これが本書の目指すところでもあります．

目　次

序

第 I 部　生物とエネルギー

第 1 章　身体を構成するもの …………………………………… 3
- 1.1　身体は細胞からできている ── 細胞の中身は？ ……… 3
- 1.2　オルガネラをさらに詳しく調べると ………………… 4
- 1.3　生元素 …………………………………………………… 6
- 1.4　栄養素と栄養 …………………………………………… 7

第 2 章　生物界に共通するもの ………………………………… 9
- 2.1　外見からの類似 ………………………………………… 9
- 2.2　生命現象 ………………………………………………… 10
- 2.3　エネルギーの変換 ……………………………………… 10

第 3 章　生物によるエネルギー変換と利用 …………………… 12
- 3.1　地球上の生物の分類 …………………………………… 12
- 3.2　動物と植物 ……………………………………………… 12
- 3.3　太陽からの光エネルギー ……………………………… 13
- 3.4　二酸化炭素の還元 ……………………………………… 13
- 3.5　バイオマス ……………………………………………… 15
- 3.6　独立栄養型生物と従属栄養型生物 …………………… 15
- 3.7　化学エネルギー ………………………………………… 15
- 3.8　エネルギーの流れ ……………………………………… 17

3.9 エントロピー ……………………………………………… 17
3.10 光エネルギーの捕捉 …………………………………… 17
3.11 呼吸 ……………………………………………………… 20

第Ⅱ部　水とミネラル

第4章　身体の中の水 …………………………………………… 23
4.1 生物の体は大量の水を含んでいる ……………………… 23
4.2 私達の身体の細胞は水で満たされている ……………… 23
4.3 生命は水中に生まれた …………………………………… 24
4.4 水の特別な性質 …………………………………………… 25
4.5 水素結合 …………………………………………………… 26
4.6 水の構造 …………………………………………………… 29
4.7 植物が有機化合物を生産するときにも水は重要な働きをしている … 30

第5章　身体の中の酸とアルカリ …………………………… 32
5.1 酸性とは何か ……………………………………………… 32
5.2 食品の酸性度（pH）……………………………………… 32
5.3 "酸性食品"と"アルカリ(性)食品"という名称 ……… 34
5.4 体液のpH ………………………………………………… 35
5.5 食品を酸性食品，アルカリ(性)食品と区別するよりも，
　　いろいろな食品を摂るように心がけよう …………… 35
5.6 ミネラルの吸収 …………………………………………… 36
5.7 ミネラルの功罪 …………………………………………… 36
5.8 欧米の水と日本の水 ……………………………………… 37
5.9 ミネラル——貴金属と卑金属 …………………………… 38

第6章　身体の中のミネラル ………………………………… 39
6.1 無機成分 …………………………………………………… 39
6.2 骨格や歯牙のミネラル …………………………………… 39
6.3 体液中のミネラル ………………………………………… 40

 6.4 酵素の活性中心 …………………………………………… 42

第Ⅲ部　食事摂取基準

第7章　エネルギー消費量 ……………………………………… 45
 7.1 有機物の中の化学エネルギー ……………………………… 45
 7.2 有機物の燃焼 ………………………………………………… 45
 7.3 カロリーとジュール ………………………………………… 46
 7.4 栄養素の燃焼値 ……………………………………………… 46
 7.5 基礎代謝と活動代謝 ………………………………………… 47
 7.6 代謝量を測る方法 …………………………………………… 48
 7.7 間接法によるエネルギーの計算の仕方 …………………… 48
 7.8 呼吸商 ………………………………………………………… 49
 7.9 三大栄養素を摂食する割合 ………………………………… 49

第8章　エネルギー・タンパク質・脂質の食事摂取基準 …… 51
 8.1 食事摂取基準とは …………………………………………… 51
 8.2 エネルギーの食事摂取基準 ………………………………… 52
 8.3 日本人におけるタンパク質の食事摂取基準 ……………… 53
 8.4 日本人における脂質の食事摂取基準 ……………………… 55

第9章　ビタミンの食事摂取基準 ……………………………… 56
 9.1 ビタミンの食事摂取基準 …………………………………… 56
 9.2 ビタミンB群 ………………………………………………… 56
  9.2.1 ビタミンB_1 ……………………………………………… 56
  9.2.2 ビタミンB_2 ……………………………………………… 57
  9.2.3 ナイアシン（ニコチン酸） …………………………… 57
 9.3 ビタミンC（アスコルビン酸）……………………………… 58
 9.4 ビタミンA …………………………………………………… 60
 9.5 ビタミンD …………………………………………………… 60
 9.6 ビタミンE …………………………………………………… 63

第10章　ミネラルの食事摂取基準 …… 65

10.1　日本人に不足しやすいミネラル …… 65
10.2　カルシウム（Ca） …… 65
　10.2.1　カルシウムの体内濃度 …… 66
10.3　鉄（Fe） …… 68
　10.3.1　鉄の存在の仕方 …… 69
10.4　マグネシウム（Mg） …… 70
　10.4.1　マグネシウムの機能する部位 …… 70
10.5　カリウム（K） …… 70

第Ⅳ部　栄養素の消化と吸収

第11章　栄養素の管腔内消化 …… 75

11.1　概観 …… 75
11.2　唾液の機能と唾液内の酵素 …… 75
11.3　胃 …… 76
　11.3.1　胃液の分泌 …… 76
　11.3.2　胃の消化酵素 …… 77
　11.3.3　胃から分泌される消化管ホルモンの作用 …… 77
　11.3.4　胃のはたらき …… 78
11.4　小腸 …… 78
　11.4.1　十二指腸への膵液と胆汁の分泌 …… 78
　11.4.2　十二指腸で分泌される消化管ホルモンの役割 …… 78
　11.4.3　膵液に含まれる成分 …… 79
　11.4.4　不活性型酵素から活性型酵素への変換 …… 79
　11.4.5　胆汁の成分 …… 80

第12章　タンパク質・糖質・脂質の消化吸収 …… 82

12.1　タンパク質の消化吸収 …… 82
　12.1.1　タンパク質分解酵素（消化酵素）の特徴 …… 82
　12.1.2　タンパク質を消化する酵素の性質 …… 83

12.1.3　終末消化と吸収 ……………………………………………… 86
　　　12.1.4　吸収されたアミノ酸は身体内のアミノ酸プールへ ……… 86
　　　12.1.5　動物の消化管におけるタンパク質分解酵素の挙動 ……… 86
　　12.2　糖質の消化吸収 ………………………………………………………… 87
　　　12.2.1　アミロース・アミロペクチンの消化 ……………………… 88
　　　12.2.2　糖質の終末消化と吸収 ……………………………………… 88
　　12.3　脂質の消化吸収 ………………………………………………………… 89
　　　12.3.1　脂質の乳化と消化吸収 ……………………………………… 89
　　　12.3.2　脂質の吸収 …………………………………………………… 90

第13章　物質の移動 ………………………………………………………………… 91
　　13.1　概観 ……………………………………………………………………… 91
　　13.2　「受動輸送」 …………………………………………………………… 91
　　　13.2.1　疎水性物質の移動 …………………………………………… 92
　　　13.2.2　水やイオンの移動 …………………………………………… 92
　　　13.2.3　解離していない親水性の小分子の移動 …………………… 93
　　13.3　「能動輸送」 …………………………………………………………… 94
　　　13.3.1　ATP依存性ポンプ …………………………………………… 94
　　　13.3.2　「等方輸送」 ………………………………………………… 94
　　　13.3.3　「対向輸送」 ………………………………………………… 95
　　13.4　エンドサイトーシス …………………………………………………… 96
　　　13.4.1　ピノサイトーシス …………………………………………… 96
　　　13.4.2　ファゴサイトーシス ………………………………………… 96
　　13.5　細胞間隙の「密着結合」と細胞同士の間の「ギャップ結合」 …… 97

第Ⅴ部　栄養素の代謝

第14章　栄養素としての脂質の生理的意義と代謝 ……………………………101
　　14.1　概観 ………………………………………………………………………101
　　14.2　脂質（脂肪・油脂）の栄養的意義 …………………………………101
　　14.3　脂肪酸の分解の様式 ……………………………………………………102

14.3.1　β（ベータ）酸化 …………………………………………102
　14.4　脂肪酸の合成 …………………………………………………104
　14.5　高度不飽和脂肪酸と必須脂肪酸……………………………104
　14.6　アセチル基の行方 ……………………………………………106
　14.7　必須脂肪酸 ……………………………………………………107
　　14.7.1　高度不飽和脂肪酸の必要な理由 ………………………109
　　14.7.2　高度不飽和脂肪酸の2種類の代謝経路………………109
　　14.7.3　プロスタグランジンの（PG）とロイコトリエン（LT）と
　　　　　　トロンボキサン (TX) ……………………………………113
　　14.7.4　まとめ ……………………………………………………115

第15章　糖質の代謝 ……………………………………………………116
　15.1　概観 ……………………………………………………………116
　15.2　糖質の効能 ……………………………………………………117
　15.3　嫌気的条件と好気的条件 ……………………………………117
　　15.3.1　解糖系 ……………………………………………………118
　　15.3.2　ペントース燐酸回路 ……………………………………121
　15.4　糖新生系 ………………………………………………………122

第16章　タンパク質・アミノ酸の代謝 ………………………………125
　16.1　概観 ……………………………………………………………125
　16.2　タンパク質の分解──尿素回路 ……………………………125
　16.3　タンパク質の生合成 …………………………………………127
　16.4　核酸の形 ………………………………………………………128
　16.5　タンパク質のアミノ酸の順序はどのように伝えられているのか …128
　16.6　生合成されたタンパク質の修飾 ……………………………130
　16.7　タンパク質の種類 ……………………………………………134

第VI部　酵素と免疫

第17章　酵素 ……………………………………………………………139

- 17.1　酵素とは …………………………………………………………………139
- 17.2　酵素の特殊な性質 ………………………………………………………139
- 17.3　酵素のいろいろ …………………………………………………………140
  - 17.3.1　酸化還元酵素 ………………………………………………………140
  - 17.3.2　転移酵素 ……………………………………………………………140
  - 17.3.3　加水分解酵素 ………………………………………………………140
  - 17.3.4　脱離酵素 ……………………………………………………………141
  - 17.3.5　異性化酵素 …………………………………………………………141
  - 17.3.6　合成酵素 ……………………………………………………………141
- 17.4　酵素は万能か ……………………………………………………………141
- 17.5　酵素の作用がおよぶ範囲 ………………………………………………142
  - 17.5.1　酵素の基質 …………………………………………………………142
  - 17.5.2　酵素反応の特異性 …………………………………………………142
  - 17.5.3　生命現象は酵素の特異性によっている …………………………142
- 17.6　酵素の触媒作用の意味 …………………………………………………143
  - 17.6.1　物質に備わっている固有の性質 …………………………………143
  - 17.6.2　酵素は反応のための活性化エネルギーを小さくする …………144
- 17.7　酵素と基質との出会い …………………………………………………145
  - 17.7.1　酵素反応のモデル：その1 …………………………………………145
  - 17.7.2　酵素反応に影響する物質 …………………………………………146
  - 17.7.3　酵素反応のモデル：その2 …………………………………………147
  - 17.7.4　代謝制御に見られるアロステリック酵素 ………………………147
- 17.8　酵素と補助因子 …………………………………………………………148
  - 17.8.1　いろいろな補酵素 …………………………………………………148
  - 17.8.2　いろいろな補欠分子族 ……………………………………………148
  - 17.8.3　酵素を安定にする物質 ……………………………………………148
  - 17.8.4　酵素の活性には適温がある ………………………………………149
  - 17.8.5　酵素活性に最適なpH ………………………………………………149

第18章　免疫 …………………………………………………………………150

- 18.1　免疫とは何か ……………………………………………………………150

  18.1.1　免疫の仕掛け ……………………………………………… 150
  18.1.2　抗体の出現 …………………………………………………… 151
  18.1.3　抗原抗体反応 ………………………………………………… 152
  18.1.4　体液性抗体の形 ……………………………………………… 152
  18.1.5　Ig の種類 ……………………………………………………… 152
  18.1.6　抗体の腕 ……………………………………………………… 153
  18.1.7　抗原の種類に対応した遺伝子の部分 …………………… 154
 18.2　食物成分が抗原にならいための仕組み ………………………… 154
  18.2.1　アレルギー反応の原因となる抗体 ……………………… 154
  18.2.2　いろいろなアレルギー ……………………………………… 156

あとがき ……………………………………………………………………… 157
索引 …………………………………………………………………………… 159

第Ⅰ部　生物とエネルギー

第1章

身体を構成するもの

1.1 身体は細胞からできている——細胞の中身は？

　私たちの身体は，脳や胃腸や心臓など，いろいろな臓器から組み立てられています．それらの臓器はいろいろな組織から成り立っています．したがって，身体はいろいろな種類の組織からできているといわれます．これら組織や臓器は無数の細胞が寄り集まってできたものです．私たちの身体の臓器と比べて細胞の大きさは大変に小さく，私たちの身体は数え切れないほど無数の細胞から組み立てられています（図1.1）．

　細胞の中を詳しく観察してみますと，さまざまな大きさの粒子や，お互いに様相の違う構造体が詰まっていることがわかります．これらの構造体は細胞内小器官あるいはオルガネラと呼ばれます．その中で一番大きいものは核です．

　核には核酸という巨大な分子が詰まっています．核酸にはDNA（デオキシリボ核酸）とRNA（リボ核酸）という2種類がありますが，核にある主要な核酸はDNAのほうです．勿論，タンパク質も詰まっています．

　植物の細胞には葉緑体という緑色の粒子が存在していますが，葉緑体は動物の細胞には存在していません．この緑色の色素はクロロフィルといい，マグネシウムを含んでいます．動物にはヘモグロビンという赤いタンパク質がありますが，これにはヘムという色素が含まれていて，クロロフィルのマグネシウムが鉄と入れ替わったような形をしています．

　核や葉緑体と比べてもうすこし小さいオルガネラには，ミトコンドリアがあります．ミトコンドリアには呼吸に関係した系が含まれており，生物界に広く

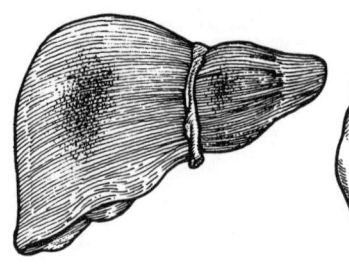
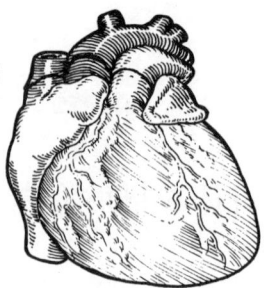
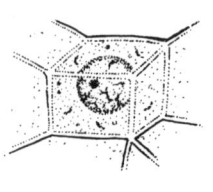

(a)ヒトの肝臓：体重の約 1/50
$\begin{pmatrix}日本人成人の平均値は\\男子：1,300g\ \ 女子 1,000g\end{pmatrix}$

(b)ヒトの心臓：200〜300g
$\begin{pmatrix}日本人成人の平均値は\\男子：300g\ \ 女子 250g\end{pmatrix}$

(c)細胞：10^{-8}g ※前後
$\begin{pmatrix}肝細胞の大きさは直径\\20〜35\ マイクロメーター\end{pmatrix}$
※ 10^{-8} は 1 億分の 1

図 1.1 臓器（肝臓と心臓）と細胞の大きさの比較

見られます．しかし，原始的な微生物である大腸菌などにはミトコンドリアが見あたりません．これらは前核細胞生物といい，核も見あたりません．ところが，前核細胞にも核やミトコンドリアに見られる機能は存在しています．

　小胞体というレース状の構造体は，タンパク質やホルモンが合成されたり薬物の解毒が行われる場所です．細胞を壊すと，小胞体は極小の粒子になってしまいます．また小胞体の上にはリボソームという微小な粒子が付着しており，そこはタンパク質が合成される場所になっています．

　その他，ゴルジ体（ゴルジ装置，ゴルジ複合体ともいう），液胞，脂肪顆粒，リソソームなど，いろいろな機能をもったオルガネラが存在しています（図1.2）．

1.2　オルガネラをさらに詳しく調べると

　細胞内の構造体は袋状になっていたりレース状になっていたりしますが，基本的には薄い膜からできています．この膜を構成しているのは，タンパク質と脂質です．あたかもシャボン玉の膜のように脂質がびっしりと並んで膜をつくり，膜の中にタンパク質の粒子が埋め込まれています．

　細胞内の各種構造体（オルガネラ）を構成しているのは，種々の大きさの分子です．膜構造体やその中身の内でとりわけ顕著なのがタンパク質です．タン

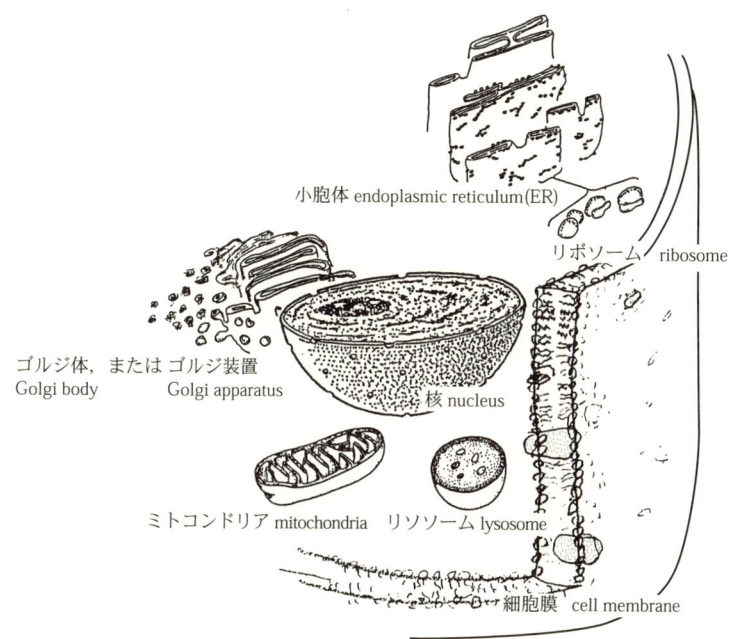

図 1.2

パク質には酵素のような触媒作用のあるもの，構造体の骨組みをつくっているもの，他の分子を輸送するものなどさまざまな働きをもったものがありますが，いずれも大きな分子なので高分子化合物といいます．

細胞の中にある大きな分子は，存在する場所とその働きによってそれぞれに異なっていますが，さらに種（しゅ）や個体ごとに区別化されています．この違いを「特異性」といいます．

いろいろな特異性をもった高分子化合物や中位の分子の化合物があり，一つの個体を他の個体から区別しています．生物のもつ特徴の一つは各個体がそれぞれに特異性をもっていることです．

各個体に特異性を与えているものは，主として高分子のタンパク質や多糖類です．これらは，ばらばらにしてもっと小さい単位にすることができます．小さい単位の分子になると，もはや種（しゅ）による特異性はなくなります．

小さな分子の化合物はどの生物によっても利用でき，生物界で共用されま

す．小さな分子を低分子（高分子に対応させて）といいます．これら低分子化合物は，化学的な性質にしたがって数種類に分類することができます．たとえば，アミノ酸，単糖，脂肪酸などです．

1.3 生元素

低分子化合物は，何種類かの原子が結合してできています．原子の種類を性質上から分類した場合は，元素といいます．地球上には天然に90種類の元素があります．人工的につくられたものを入れると100種類を越えますが，生物体内にあって生命の維持に

表 1.1 生元素の種類と存在比

原子番号	原子量	元素の種類	元素の記号	存在比(%)
8	16	酸素	O	62.00
6	12	炭素	C	20.00
1	1	水素	H	10.00
7	14	窒素	N	3.10
20	40	カルシュウム	Ca	2.50
15	31	リン	P	1.10
19	39	カリウム	K	0.11
11	23	ナトリウム	Na	0.10
17	36	塩素	Cl	0.16
16	32	硫黄	S	0.14
12	24	マグネシウム	Mg	0.07
53	127	ヨウ素	I	0.014
26	56	鉄	Fe	0.01
30	65	亜鉛	Zn	Tr*
27	59	コバルト	Co	Tr
23	51	ヴァナジウム	V	Tr
9	19	弗素	F	Tr
29	64	銅	Cu	Tr
24	52	クロム	Cr	Tr
14	28	珪素	Si	……
25	55	マンガン	Mn	Tr
42	96	モリブデン	Mo	……
50	119	錫	Sn	……
5	11	ホウ素	B	……
33	75	ヒ素	As	……
34	79	セレン	Se	Tr

* Tr＝痕跡量

必要な元素は総数20余種に過ぎません．その中には，ごく微量あればよいものが多数あります．以上の元素は，酸素，炭素，水素をはじめミネラルまでの全部を含めて，一般のどの生物にとっても必要であり不可欠であるところから，他の元素と区別して特に「生元素（bioelements）」といいます．

　生元素の中で最も多いのは酸素ですが，これは，生体成分として水が圧倒的に多いことによります．水を除くと，炭素の化合物（有機化合物と総称します）が大部分です．生物体中の有機化合物のうちで主要なものは，アミノ酸や単糖や脂肪酸などからできています．

　アミノ酸や単糖や脂肪酸を構成している主要な元素は数種に過ぎません．量的にもっとも多いのは炭素ですが，数の上では水素が一番多いのです．量的には酸素も多いのです．次いで窒素，硫黄，燐などが続きます．いわゆるミネラル（無機質）は量的にはそれほど多くを必要としませんが，必要不可欠です（表 1.1）．

1.4 栄養素と栄養

　動物が食物を食べることは，身体に必要なアミノ酸や糖類や脂肪酸やミネラルやビタミンを補給することを意味します．食物の中のアミノ酸はタンパク質として存在しています．糖類はでんぷんやグリコーゲンやグルコースとして食物に含まれていますが，消化管で吸収されるときはグルコースになっています．脂肪酸は食物の中に中性脂質として含まれています．

　このように，生命を維持していくために必要な成分を食物から摂りますが，食物中の成分を分けると，タンパク質，糖質，脂質，ビタミン，ミネラルになります．この5種類を栄養素といいます．

　いうまでもなく，水は生命を維持する上で絶対に欠かせませんので，食物以外の形でも積極的に摂らないと生きていけません．

　食物中には栄養素以外の成分，すなわち非栄養素も含まれています．非栄養素には，有用成分である食物繊維が含まれています．

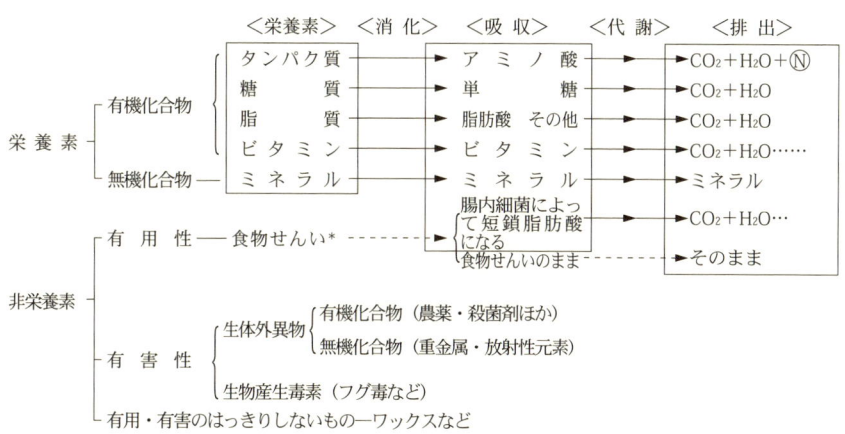

図 1.3　栄養素と非栄養素

＊食物せんい（繊維）の一部は腸内細菌によって分解発酵されるが，大部分は変化を受けずにそのまま排出される．

その他に，非栄養素には有害成分である生体外異物や生物生産性毒素があります．

　食物中の栄養素は，消化管で消化され低分子化合物になってから体内へ吸収されます．すなわち，体内の細胞内へ運搬されます．そこで，細胞自身に適した形の分子（高分子や中くらいの分子）に再構成されます．この過程がどのように進行するかということが，身体の状態に影響を及ぼします．栄養素から生じた小さな分子（低分子化合物）は種々の代謝系に入って代謝されます．

　栄養素が代謝された結果，体内で生じた老廃物は体外へ排泄されますが，排泄のされ方によっても身体の状態は大きく左右されます（図 1.3）．

　以上のように，栄養素が身体の中で次々に形を変えていきながら身体活動を支え，一方，身体にとって不用な物質を排泄する現象を『栄養（nutrition）』といいます．

第2章

生物界に共通するもの

2.1 外見からの類似

　動物園にはいろいろな動物がいます．動物達の顔や姿を見ていますと，そこに表れている共通な姿態に驚きます．どの動物にも鼻があり目があり口があります．顔の左右に2つの目があり，まん中に1つずつの鼻と口というわけです．頭も1つ，足も4本なのです．かたわらの樹木の枝をみますと昆虫がとまっています．これも目が左右についており，頭は1つ，口も1つ，足は6本ありますがやはり左右に付いています．

　生き物の世界はお互いにとても似ているのです．身体の中を見てもやはりとても似かよっていることに驚かされます．

　蚤などは何十センチも跳び上がるので自分の身長の何百倍も跳んでいることになります．ところが人間はオリンピックの選手でも2メートルを幾ばくか越えて跳びあがると新記録で優勝です．そこである人が，「蚤の筋肉をうまく人間に導入することができたら超新記録の樹立は容易だろう」と考えたそうですが，果たしてこの考えは正解でしょうか．実は，蚤も人間も筋肉の基本はそれほど異ってはいないことが知られています．

　いろいろな生物の身体には驚くほどよく似た共通の部分が多数見られます．外観上で特に似ているのは生物が細胞という基本単位をもっているという点です．

　外観以外の面でも，いろいろな生物に共通な事柄が，栄養素の代謝過程（第V部）などで見られます．

2.2　生命現象

　外見上，動物と植物とは大変違っていますが，基本的なところでとても似ている部分があります．微生物は顕微鏡を使わなければ見ることのできない生物ですが，基本的な部分では動物や植物とほとんど共通しています．

　地球上の生物は，わずかな例外を除いて細胞を基本的な単位としています．生物は，細胞を構成単位としていると特徴づけることができます．

　生物界全体に共通している，生物としてのもっとも基本的な性質を羅列すると，以下のようになります．しかし，地上のすべての生物が全部の特性を残らずもっているというわけではありません．

　生物は，自身で繁殖して子孫の存続を計ることができます．この性質は，自己増殖とか「自己再生産」といい，ロボットにはない特性です．このとき，自身の性質を子孫へ引き継ぐための「**遺伝**」という特性が見られます．遺伝は，DNA（核酸の一種）という巨大な分子によって仲立ちされています．

　生物は，取り入れた物質を変化させて自身の存続に必要なエネルギーや素材を得る方法をもっています．この方法を「物質の**代謝**」といいますが，呼吸はその代表的な一例です．

　生物は，物質の代謝をスムーズに行い体内の状態が正常に進行するための「**制御**」機構を備えています．

　生物はまた，幼児期から青年期，成年期を経て老年期へというように，**成長**過程をもっています．

　生物は自身が損傷を受けたときに自ら修復できる能力をもち，**修復**できる機構を備えています．

　以上のように，生物一般に見られる一連の過程を「生命現象」と総称することもあります．生物は生命現象をもった存在です．

2.3　エネルギーの変換

　「生命現象」は，「エネルギーの変換と伝達」の過程でもあります．生物は，エネルギーの変換や伝達を「化学エネルギー」として行っています．化学エネ

ルギーの変換は化合物の形の変化によって行われます．

　動物と植物とがもっとも異なる部分は，生存のためのエネルギーをどのように得ているかという点です．

　植物は，太陽から発せられる光エネルギーを受け取って化学エネルギーに変換する能力をもっています．この能力は動物にはありません．植物は二酸化炭素（炭酸ガス）と水と光エネルギーから有機化合物をつくり出せるのです．光エネルギーは有機化合物の中に化学エネルギーとして保存されています．動物は植物がつくった化合物を利用して，そこに蓄えられているエネルギーを利用します．

　植物も動物も，いったん蓄えられた化学エネルギーを利用するときの過程は大変似ています．両者とも，同じ種類の有機化合物を同じように代謝しています．有機化合物の変化には酵素が働きますが，両者の酵素自体も大変に似ているのです．

第3章

生物によるエネルギー変換と利用

3.1 地球上の生物の分類

　地球上には非常に多くの生物が棲んでおります．種（しゅ）の数では動物が100万種，植物が30万種と推定されていますが，種によっては個体の数に大きな違いがあります．人類は現在，63億人近く生存しておりますが，種の中にはごく少数しか生存していないものが何百種もあり，絶滅の危険が迫っていると危惧されています．

　古来，生物は植物と動物とに分類されてきましたが，現在までにいくつかの分類法が提唱されております．次にその一例を記します．

　それは植物と動物と真菌に分け，さらに単細胞生物・原生生物と原核生物をつけ加えて分類するものです．単細胞生物・原生生物と原核生物などは微生物ともいわれるもので，個体あたりの細胞の数も少なく，個体の大きさも大変小さくて肉眼では見にくい大きさのものです．

3.2 動物と植物

　動物も植物も微生物も，前章で触れたように，多くの共通の性質をもっております．微生物にも動物的なものと植物的なものがあり，緑藻のような微生物は植物に入っています．

　地球上の生物圏では動物と植物とが重要な二大勢力ですから，その相違点について以下に概略を眺めましょう．

動物は速く自由に動き回れるのに，植物は根がついていて自由に動き回れません．脊椎動物のすべてのものが赤い色素をもっていますが，ほとんどの植物は緑色の色素をもっています．動物は栄養素として有機物*を摂りますが，植物は無機物**を利用しています．いろいろな相違のうちで，動物と植物とがもっとも大きく違う点は，それぞれの活動源，つまりエネルギー源の摂り方です．

3.3　太陽からの光エネルギー

地球上には昼間，太陽から絶えず光が降りそそいでいます．光が運んでくるエネルギーの大きさは太陽全放射量といい，$1cm^2$ 当たり1分間に1.96カロリー（8.2ジュール***）です．この光のエネルギーを植物は利用しています（図3.1）．

植物には光のエネルギーを捕える能力と，さらに光エネルギーを別の形に変換する能力があります．エネルギーはいろいろな形態をとりますが，植物が変換する別の形のエネルギーは「化学エネルギー」といわれるものです．

3.4　二酸化炭素の還元

数十億年のむかし，地球がはるかに若い時代，地上には二酸化炭素が充満していました．植物はこの二酸化炭素に光エネルギーを加えて他種の化合物（有機化合物）に変えてきたのです．二酸化炭素をどんどん消費し，酸素をせっせと発生させた結果，現在の地球上の大気は酸素21パーセント，二酸化炭素0.03パーセントになったのです．

---

* 「有機物」は有機化合物ともいい，炭素からできた化合物を指します．2個以上の炭素が結合する仕方だけでも無数の種類があります．主として炭素が結合し，これに水素，酸素，窒素，硫黄などが結合しています．これらの結合は，主として「共有結合」といわれるものです．炭素の化合物でも，炭酸塩などいくつかの物は無機物としています．

** 「無機物」は無機化合物ともいい，有機化合物以外のものを指します．栄養素として必要な無機物（ミネラル）は，微量ながら必ず摂取されねばならないものです．

*** 太陽全放射量（solar total irradiance）は，太陽定数（solar constant）といわれて来た値で，$1.96 cal／cm^2・min$ ですから，$1.96 \times 4.19 = 8.2$ ジュールになります．

化合物に含まれる化学エネルギーの量を炭素1個あたりで比べることができます．炭素に付いている酸素の数が少ないほど，また水素の数が多いほど，炭素あたりの化学エネルギーの量は多くなります．

化合物のもっている酸素を減らし水素を付け加えることを「還元する」といいます．植物は太陽からの光エネルギーを用いて二酸化炭素を還元しているのです．このとき必要な水素は水（H_2O）を分解して得ています．酸素のほうは空中に放出されます．

ときどき，次のような情景を思い出すのですが，皆さんは同様の光景をご覧になったことはありませんか．

「ある日のこと，金魚鉢に明るい日射しがさし込んでいました．ふと見ると，水槽の藻から盛んに気泡がたち上っています．」

水藻は太陽の光を受けると，そのエネルギーを使って水を分解し酸素を発生させます．一方，これと同時に生じた水素で二酸化炭素を還元します．水に溶けている二酸化炭素を水藻は吸収し，細胞内で還元しているのです．発生した酸素は水に溶けにくいので，水泡となって浮き上がっていったのです．

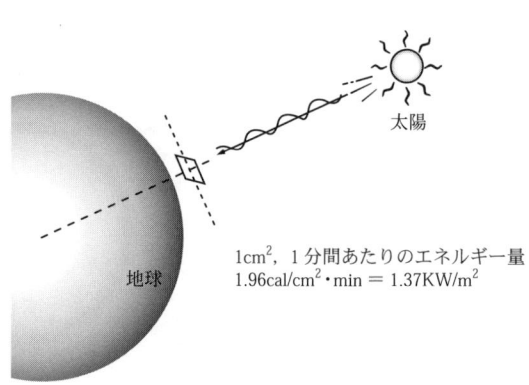

図3.1 太陽全放射量

3.5 バイオマス

植物が光エネルギーを変換して化学エネルギーにした結果，地球上には有機化合物が大量に生産されて来ました．「バイオマス」というのは，バイオ（生物）マス（物質）の意味で，生物が生産した有機物を指しています．石油や石炭は「化石燃料」といわれますが，長い年月，植物が生産してきたバイオマスが地中に積み重なり，変化して化石のようになり溜っているものです．

さて，動物は，植物が生産した有機化合物を食べて，活動のためのエネルギーを得ています．肉食動物も食物連鎖の元をたどれば草食動物に行き当たりますから，動物は植物が作った有機化合物を食べて生きているといえます．

3.6 独立栄養型生物と従属栄養型生物

植物のように太陽の光エネルギーと二酸化炭素と水だけを利用して自身の生命維持に必要な有機化合物を生産している生物を自家栄養型といい，また独立栄養型生物，ともいいます．もう少し詳しく表現すると「光合成型無機栄養生物」といえます（図 3.2 左上）．

動物のように自身の生命維持に必要な栄養素を他者に依存している生物を他家栄養型といいます．また，従属栄養型生物ともいいますが，これも詳しく表現しますと「化学合成型有機栄養生物」ということができます（図 3.2 右下）．

地球上の生物の大部分はこれら両型のどちらかに当てはまりますが，もっと違った型の生物も，僅かですが生息しています．その一つは従属栄養型生物に属し，「光合成型有機栄養生物」といわれます（図 3.2 左下）．他の一つは独立栄養型生物の，「化学合成型無機栄養生物」です（図 3.2 右上）．

3.7 化学エネルギー

有機物（有機化合物）を燃やすと熱が出ますが，これは化学エネルギーが熱エネルギーに変化した結果です．この化学エネルギーの内で生物が利用できる部分を自由エネルギーといいます．

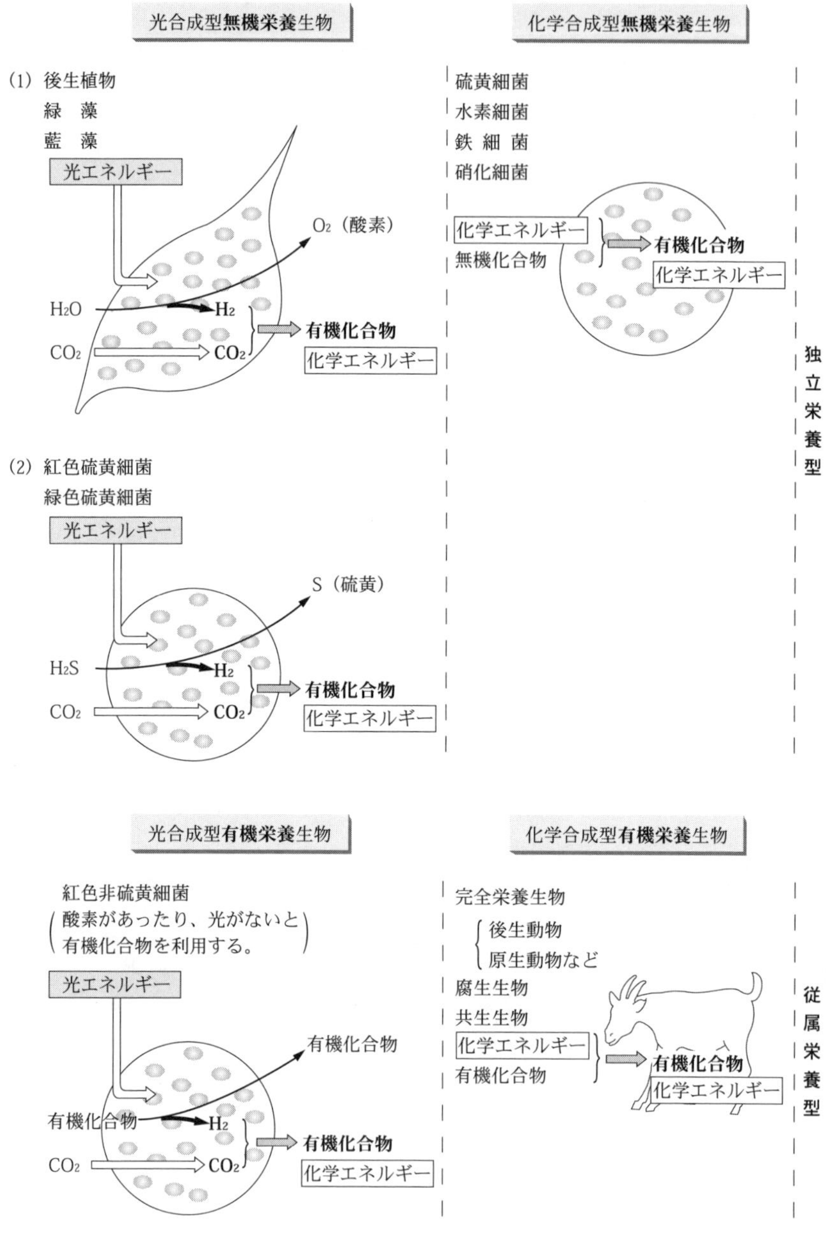

光合成型無機栄養生物

(1) 後生植物
　　緑　藻
　　藍　藻

光エネルギー → O_2（酸素）
H_2O → H_2
CO_2 → CO_2 → **有機化合物** + 化学エネルギー

(2) 紅色硫黄細菌
　　緑色硫黄細菌

光エネルギー → S（硫黄）
H_2S → H_2
CO_2 → CO_2 → **有機化合物** + 化学エネルギー

化学合成型無機栄養生物

硫黄細菌
水素細菌
鉄細菌
硝化細菌

化学エネルギー + 無機化合物 → **有機化合物** + 化学エネルギー

独立栄養型

光合成型有機栄養生物

紅色非硫黄細菌
（酸素があったり、光がないと
有機化合物を利用する。）

光エネルギー → 有機化合物
有機化合物 → H_2
CO_2 → CO_2 → **有機化合物** + 化学エネルギー

化学合成型有機栄養生物

完全栄養生物
　　後生動物
　　原生動物など
腐生生物
共生生物

化学エネルギー + 有機化合物 → **有機化合物** + 化学エネルギー

従属栄養型

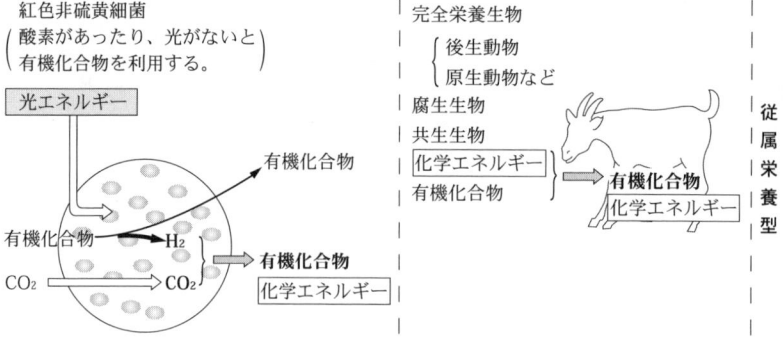

図 3.2　生物の分類

生体内で有機化合物が利用されるとき，酸化されて遂には二酸化炭素と水にまで分解されます．この過程で取り出されるエネルギーは，植物が二酸化炭素と水から有機化合物をつくり上げたときに注入された光エネルギーです．

3.8 エネルギーの流れ

植物は光エネルギーを利用して有機化合物をつくりましたが，動物は必要なエネルギーはすべて植物がつくった有機化合物を分解して得ています．エネルギーの流れから眺めますと，

太陽→光→植物→草食動物→肉食動物→排泄物，

屍体→微生物→宇宙

という流れになります．

3.9 エントロピー

自然界の物質は，手を加えないで放置しておくと秩序立ったものが無秩序な状態へと自然に変化します．このことをエネルギーの基準で表すとき，『エントロピーが増加』したといいます．エントロピーは「乱雑さ」を表しますから，秩序立ったものほどエントロピーが低く，無秩序であり乱雑であるほどエントロピーは大きいと表現できます．

生体は栄養素を摂り入れて，体の生命活動の秩序を維持しております．これは体のエントロピーが低い状態に保たれつづけることを意味します．栄養素を摂ることで体内の秩序が維持されつづけることができますから，栄養素を摂ることは負のエントロピーを摂ることになります．

太陽から来た光エネルギーは植物によって変換されて化学エネルギーとなり，いろいろな生物の体内で徐々に使われて漸次変換し，ついには熱エネルギーとなった後，宇宙へと還っていきます．

3.10 光エネルギーの捕捉

動物の赤い色素はヘムといい鉄を含んだもので，このヘムとグロビンという

タンパク質が結合したものがヘモグロビンで赤血球の中にあります．植物の緑色の色素はクロロフィルといい，ヘムとよく似た形をしていて鉄の代わりにマグネシウムが結合しております（図3.3）．

　植物は光のエネルギーを利用して有機化合物をつくります．有機化合物というのは，多数の炭素が結合した化合物のことです．有機化合物自体の中では，光エネルギーは化学エネルギーという形に変換されて存在しているといえます．

　植物は光エネルギーを化学エネルギーに変換する能力をもった生物です．光エネルギーを化学エネルギーに変換できる部分は細胞内の葉緑体というオルガネラ（細胞内顆粒，細胞内小器官ともいう．）にあります．クロロフィルなどの色素を含むタンパク質に光が集められて，光のもっているエネルギーが色素

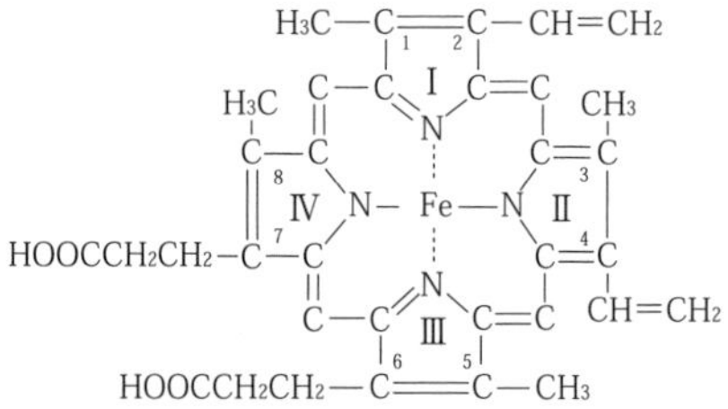

ヘム（フェロプロトポルフィリン）

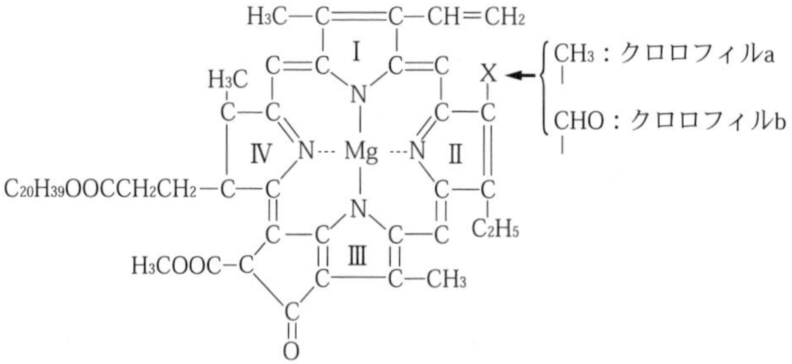

クロロフィル

図 3.3　ヘムとクロロフィル

　ヘムの中心には鉄（Fe）があり，クロロフィルの中心にはマグネシウム（Mg）があります．クロロフィルにはクロロフィルaとクロロフィルbがあり，Xの部分が異なっています．（野菜などではクロロフィルaとbの存在比が3：1位になっています．）

の電子に移されます．電子は高いエネルギーのレベルに跳ね上がりますが，このとき電子は「励起された」といいます．励起された電子は，有機化合物の合成のためのエネルギー供給の役割を担います．電子を受け取るとその化合物は「還元された」といいます．ある化合物に水素が結合するとその化合物は「還元される」のですが，広義には「電子が供給された」とき「還元された」といいます（図 3.4）．

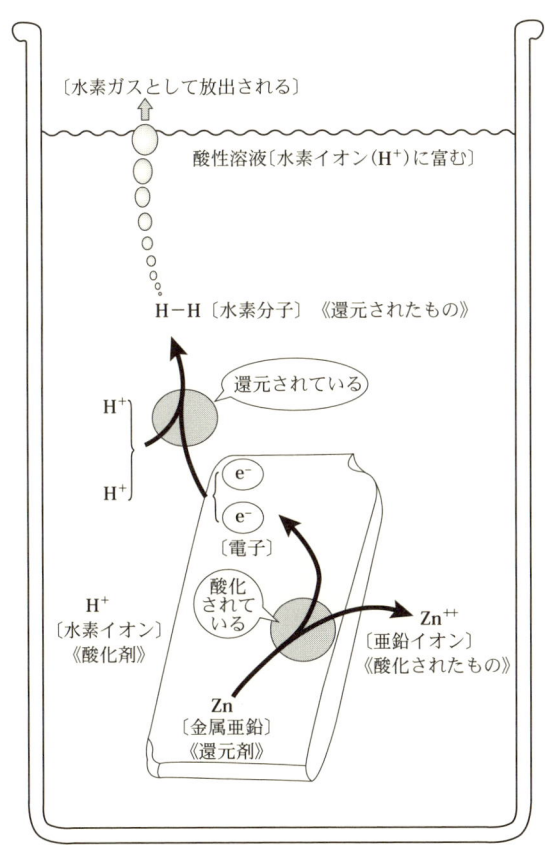

図 3.4 酸化と還元

金属亜鉛（粉末だと反応が速い）を稀硫酸（うすい硫酸）に入れると，水素が発生して盛んに泡がでます．金属亜鉛は溶けてしまいます．このとき，金属亜鉛は酸化されて亜鉛イオンとなり，水素イオンは還元されて水素ガスになっています．

3.11 呼吸

　生物が生命活動を続けるためには，エネルギーを補給されることが必要です．植物は光のエネルギーを利用して自身の生命活動に必要な有機化合物を生産し，またそれを利用しています．動物は植物が生産した有機化合物を利用しています．動物も植物も有機化合物を酸化し分解して，生存のためのエネルギーを得ています．両者のこの過程は大変似かよった方法になっております．生体中で有機化合物が酸化されて分解する過程を「呼吸」といいます．

第Ⅱ部　水とミネラル

第4章

身体の中の水

4.1　生物の体は大量の水を含んでいる

　夏の朝，海岸を散歩しておりますと，いくつもいくつもクラゲが打ち上げられている光景を目にすることがあります．昼ごろにもう一度その海岸へ戻ってみると，朝方あれほどに大きかったクラゲが小さく縮んでしまっていることに驚かされることでしょう．クラゲの体は約95％が水ですから，無理もないことです．

　砂漠では，日中になるとぎらぎらと太陽が照りつけてあらゆる物から水分を奪い去ります．ラクダは砂漠に強い動物として知られておりますが，水の供給が十分にできないと体内の水分はどんどん失われてしまい，肋骨が浮き出すほどに痩せてきます．これは，体液の水分が失われた結果です．

　このようになったラクダに十分に水を与えると，30分ほどで肋骨が見えなくなるまでに回復します．

　私達の身体には50～60％の水が含まれています．新生児では80％ぐらいですが（図4.1），老人になっても体内には55％～60％の水が保持されています．

4.2　私達の身体の細胞は水で満たされている

　地球は水の惑星だといわれます．それほど地球上には水が多いのです．宇宙から撮影された地球の写真は，みずみずしい海洋の青色と森林の緑色と雲の白い色に覆われた色彩豊かな球体です．

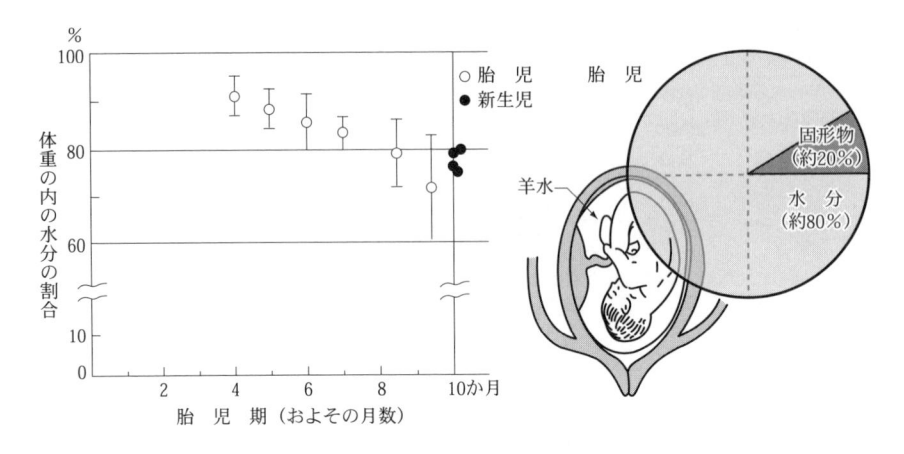

図 4.1 羊水中に浮かぶ胎児の水分量
（片山洋子・片山眞之：保健栄養学［杏林書院］(1979, 1993) より）

　地球上の水は97％が海洋にある海水です．真水は残りの3％ですが，その内の4分の3は氷で，北極および南極の氷と世界各地の氷河です．あとの4分の1が泉や湖や河川にある液体状の真水なのです．

　地球上の生物が生きて行くためには，豊富な水が必要です．生物の生命活動は水で満たされた環境内で行われるのです．私達人間の生活にも水は不可欠です．生物一般と同様に，人間の細胞の中も水でいっぱいです．

　しかし日常生活では，空気と同様に水もあまりにも身近すぎて，細胞の中が水浸しであるなどいう実感は湧かないかもしれません．

　水を栄養素のようには扱わないのは，日常生活で，あまりにも水が大量に必要だからです．

4.3　生命は水中に生まれた[*]

　1920年代に旧ソ連邦のオパーリン博士によって「生命の起源が水中のコアセルベート（"液滴"）にある」とする説が提出され，その可能性がいろいろな面から研究されてきました．

---

[*] 江上不二夫：生命を探る（第2版）［岩波新書］(1980)

その後，日本の江上博士によるマリグラヌール（海水中の微量成分を含んだ粒子）が生命の起源により近いとする考えも提出されています．

生物の体液や血液には，かなりの量のミネラルが含まれているので，海水に含まれるミネラルとよく比べられます．表 4.1 にその一部を挙げてあります．この表を眺めていますと，生物界を通じて共通性が高く海水と比べると，よく似ていることがわかります．体液の組成は原始大洋の組成を反映しているのだろうと推定されています．微量な元素まで含めて現在の海水と原始大洋の組成とは似ていたとされています．

4.4 水の特別な性質

水の性質は大変ユニークです．元素の種類から考えて類縁の化合物がいろいろありますが，水はそれらのどの化合物ともまったく異なった性質を示します．硫化水素はそのような類縁化合物の一種ですが，常温では気体ですし，零下 85 度以下にしないと固体になりません．温度を 24 度上昇させて零下 61 度にするともう気体になってしまいます．水は摂氏零度で凍り，その上，100 度も温度を上昇させないと気体（水蒸気）にはならないという事実と比べて対照的です（図 4.2）．

表 4.1 海水の組成と動物の体液組成（*）

	イオン組成の相対比（%）					
	ナトリウム (Na^+)	カリウム (K^+)	カルシウム (Ca^{++})	マグネシウム (Mg^{++})	塩素 (Cl^-)	硫酸根 $(SO_3^{=})$
海水（現代）	100	3.61	3.91	12.1	181	20.9
節足動物門						
剣尾類 カブトガニ	100	5.62	4.06	11.2	187	13.4
刺胞動物門						
鉢ポリプ類 ミズクラゲ	100	5.18	4.13	11.4	186	13.2
脊椎動物門						
魚類 タラ	100	9.50	3.93	1.41	150	—
両生類 カエル	100	—	3.17	0.79	136	—
哺乳類 イヌ	100	6.62	2.80	0.76	139	—
ヒト	100	6.75	3.10	0.70	129	—

＊：血漿，血液，または組織液の値．

硫化水素は卵の腐ったときの臭いがしますが，毒性も大変強いのです．気体になるときの気化熱も，水は硫化水素の2.5倍という大きさです．このほかにも水には特異な性質があります．これらの水のユニークな性質は水に水素結合があるからです．

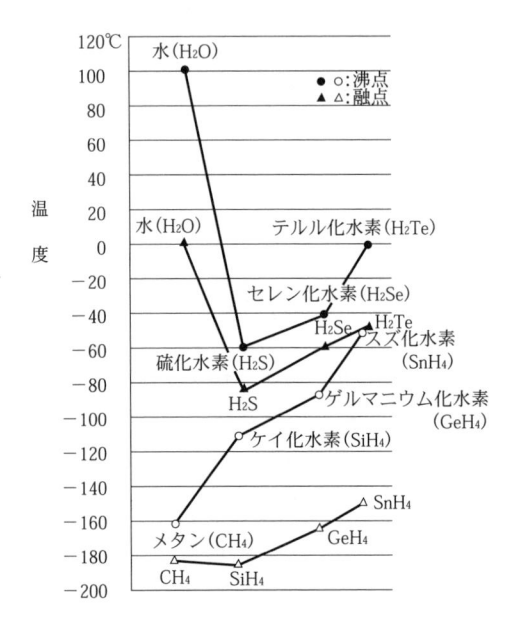

図4.2 「水」および「水素の化合物」の沸点と融点

●,▲：酸素（O）と同属の元素の水素化合物：水（H_2O），硫化水素（H_2S），セレン化水素（H_2Se），テルル化水素（H_2Te）．
○,△：炭素（C）と同属の元素の水素化合物：メタン（CH_4），ケイ化水素（SiH_4），ゲルマニウム化水素（GeH_4），スズ化水素（SnH_4）．

4.5 水素結合*

酸素（O），窒素（N），硫黄（S），燐（P），ハロゲン元素〔弗素（F），塩素（Cl），沃素（I）など〕に水素（H）が付くと，水素はわずかにプラス（$\delta+$）

＊長倉ら編：岩波講座　現代化学（1～17）〔岩波書店〕（1979～81）

になり，酸素などは少しマイナス（δ−）になっています．酸素のように少しマイナスになる元素で水素が挟まれて配置されると，それらの間に弱い結合が生じます．この結合を水素結合といいます．詳しくは図 4.3 を見てください．

　この水素結合は，タンパク質が一定のある形に保たれるときにも働いています．また，遺伝情報が伝わるときに，核酸（DNA や RNA）を構成する特定の塩基同士が対をつくるのですが，この対をつくる結合力も水素結合なのです（図 4.4）．

　水素結合は弱い結合で，濃い尿素溶液の中や塩（えん）の濃度が高くなると切れてしまいます．しかし，そんなに弱い結合力なのに，いろいろな生理作用が起こる際に水素結合は重要な役割を果たしています．

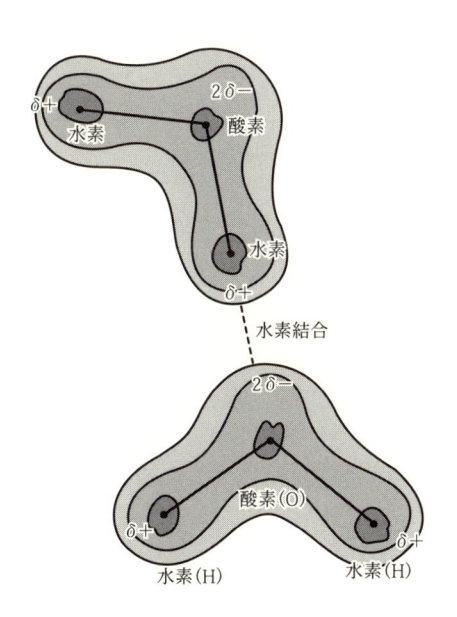

図 4.3 水の中の水素結合
（δ＋，δ−は，わずかに＋，−であることを示す）

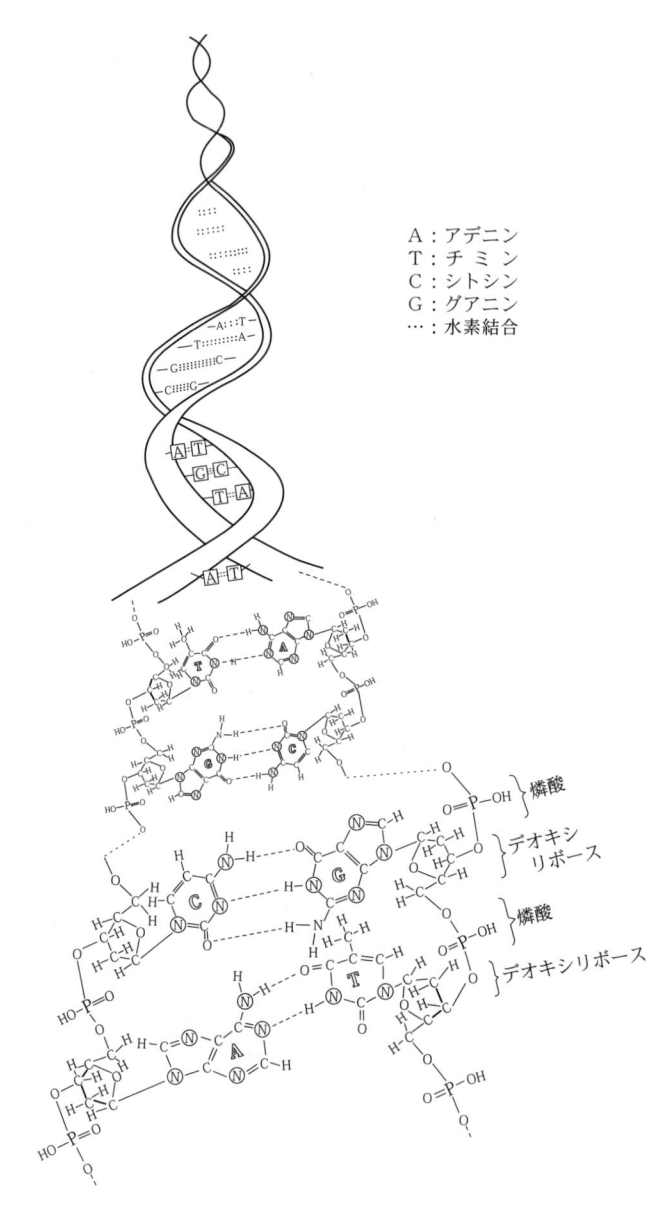

図 4.4 核酸の構造にみられる水素結合－水素結合力が DNA の二重らせんの構造を維持している

4.6　水の構造*

水は図 4.3 のような電気的に偏った形をしていますから，水素結合が生じるのです．純粋な水は僅かに水素イオン（H^+）と水酸イオン（OH^-）とに分離しています．ほんとうは，水素イオン（H^+）は水の分子と結合しているため，H^+と単独で書くよりも，$[H_9O_4]^+$と水の分子が4個結合していると表現したほうが実際に近いのです．水素イオン（H^+）は水と結合して$[H_3O]^+$になり，これに水（H_2O）が3個水素結合したのです．図 4.5 に水素イオンの濃度について解説しました．

氷も水の分子同士が水素結合で強固にくっついて固くなっています（図 4.6）．

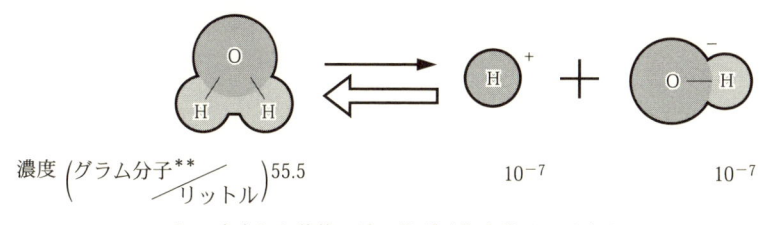

濃度 $\left(\dfrac{\text{グラム分子}^{**}}{\text{リットル}}\right)$　55.5　　　　10^{-7}　　　　10^{-7}

25℃で安定した状態の時の比（「平衡定数」という）は，

平衡定数 $= \dfrac{(H^+ \text{の濃度}) \times (OH^- \text{の濃度})}{(H_2O \text{の濃度})} = 1.8 \times 10^{-16}$

注：平衡定数＝K_{eq}
水素イオン(H^+)の濃度＝$[H^+]$
水酸イオン(OH^-)の濃度＝$[OH^-]$
水(H_2O)の濃度＝$[H_2O]$

とすると，　$K_{eq} = \dfrac{[H^+]\cdot[OH^-]}{[H_2O]} = 1.8 \times 10^{-16}$ と表現される．

純水中の水の濃度，$[H_2O] = \dfrac{1000}{18} = 55.5$ グラム分子/リットル

∴ $[H^+]\cdot[OH^-] = [H_2O]\cdot K_{eq} = 55.5 \times 1.8 \times 10^{-16} = 1 \times 10^{-14}$

純水では$[H^+] = [OH^-]$なので，$[H^+] = 10^{-7}$グラム分子/リットル

pHの定義は　$pH = -\log[H^+]$なので，$pH = -\log 10^{-7} = 7$

故に，純水のpHは7である．

図 4.5　水の中の水素イオン

---

*　26頁脚注参照．
**　モル（mol）ともいう．

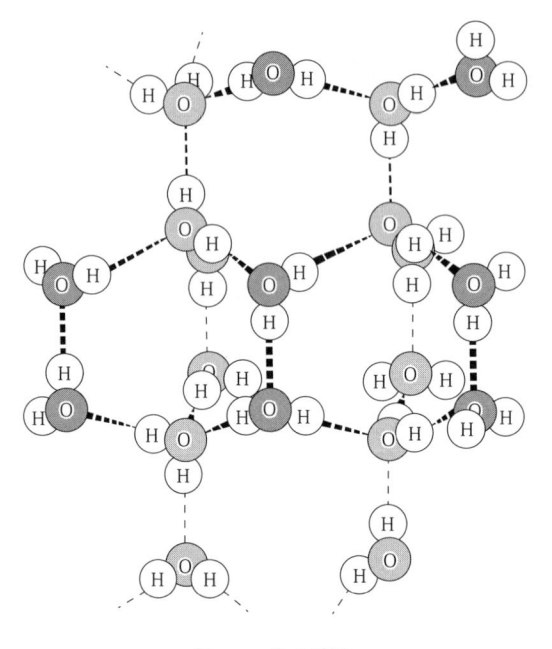

図 4.6　氷の構造

4.7　植物が有機化合物を生産するときにも水は重要な働きをしている

　植物が有機化合物を合成することを光合成といいますが，このとき水はとても重要な働きをします．

　第1に，光合成に際して二酸化炭素（CO_2）が還元されますが，このとき必要な水素（H）は水から供給されます．還元反応については19頁を参照してください．

　第2に，植物が順調に生育するためには，絶えず根から水を吸収して葉の表面から水を蒸散させることが必要です．5トンの乾燥した穀物を生産するのには，ざっと見積もっても2000トンほどの水が根から吸収される必要があります．5トンの乾燥穀物も，収穫したての新鮮物では水が大量に含まれていますから，20トンになります．5トンの乾燥穀物の内訳は2トンが炭素（C）で3トンが水（H_2O）に相当する組成です．葉や茎などの植物体は穀物の10倍ほ

第4章 身体の中の水　　31

どありますから，200トンになります．この内，水分は160トンぐらいあります．これらを差し引きますと，葉から蒸散する水は残りの約1800トンにもなります（図4.7）．

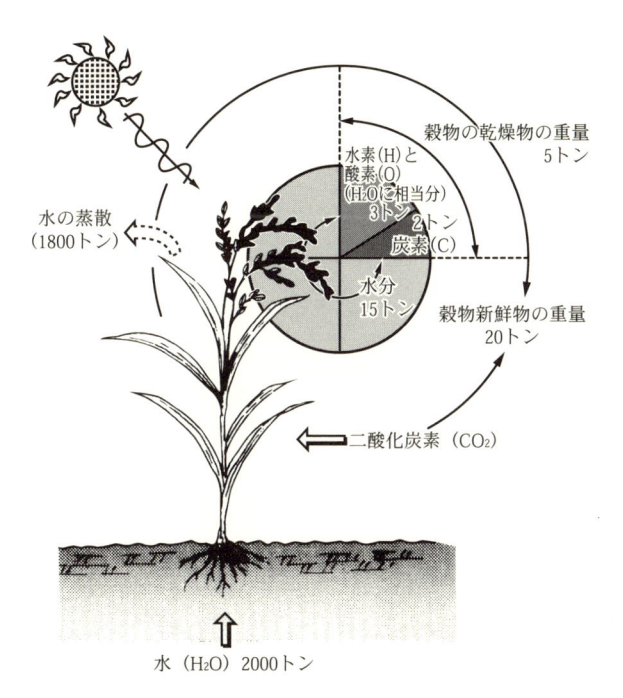

図中ラベル：
- 穀物の乾燥物の重量 5トン
- 水素(H)と酸素(O)（H_2Oに相当分）3トン
- 炭素(C) 2トン
- 水分 15トン
- 穀物新鮮物の重量 20トン
- 水の蒸散（1800トン）
- 二酸化炭素（CO_2）
- 水（H_2O）2000トン

図4.7 植物における水の輪廻（りんね）

第 5 章

身体の中の酸とアルカリ

5.1　酸性とは何か

　水はごく僅かの率で,陰イオン(マイナスイオン)と陽イオン(プラスイオン)に分かれています．水の陽イオンは水素イオンといい，H^+と表します．水の陰イオンは水酸イオンといい，OH^-と表現されます．純粋な水の中にはH^+とOH^-とが全く同じ個数だけ存在していますが,その量は大変少なくて,水1リットル（1000グラム）のうちの0.0018ミリグラム（0.0000018グラム）がイオンになっているに過ぎません（図5.1）.

　化合物が陽イオンと陰イオンに分かれることを「解離」といいますが，水が解離して生じたH^+の重さは，1リットルの中に0.0001ミリグラムであり，OH^-は0.0017ミリグラムという少量です．

　水素イオンの量が水酸イオンの量よりも多いとき，この溶液を酸性であるといいます．水の中の水素イオンの濃度と水酸イオンの濃度の積は常に一定になっていますから，水素イオンの濃度が上がれば水酸イオンの濃度は下がります．図5.2，表5.1に酸性とアルカリ性の関係を示してあります．なお，水素イオンとpHの関係は29頁図4.5に解説してあります．

5.2　食品の酸性度（pH）

　食品に水を加えてよくかき混ぜると，食品中の陽イオンと陰イオンは水に溶け出してきます．この陽イオンの中に水素イオンがあり，陰イオンに水酸イ

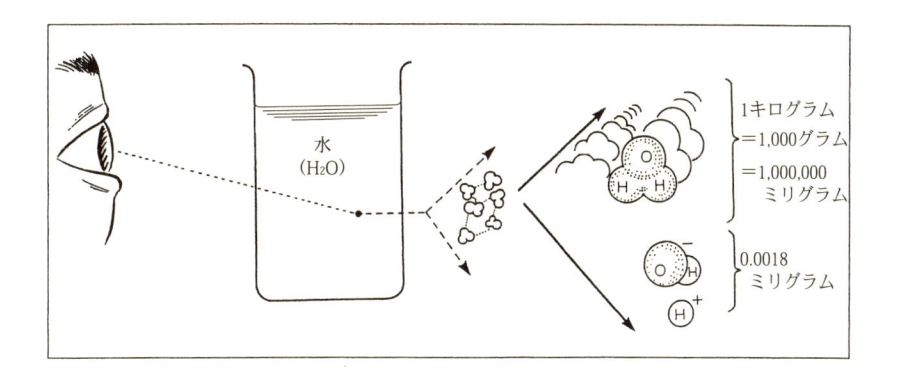

図 5.1 水の中でのイオンの割合
純水の中には，わずかに OH^- と H^+ が存在している．1 リットルの水の中のわずか
0.0018 ミリグラムにすぎない．

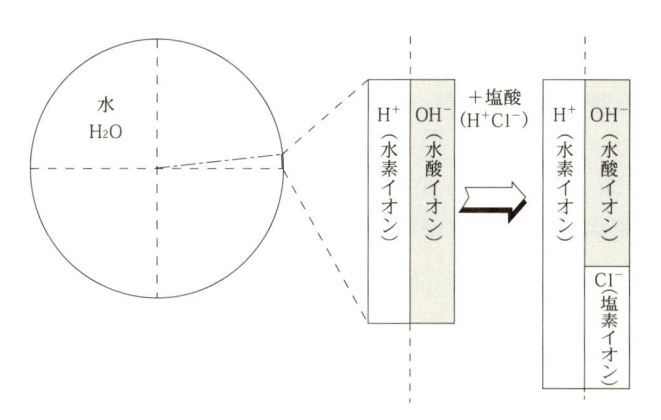

図 5.2 水の中の水素イオン（H^+）と水酸イオン（OH^-）
水のわずかがイオンになっている．H^+ と OH^- は同数．これに酸を加えると H^+ の割合が
OH^- よりも増加して酸性になる．

オンがあると，両者の割合に応じて水溶液全体の中の水素イオンの濃度が変化します．水酸イオンに比べて水素イオンの濃度が大きくなりますと，その分だけ酸性になります．食品の pH とは，この水溶液の酸性度のことです．pH は power of Hydrogen の略号で従来ドイツ語読みにしてペーハーといっていましたが，近年ピーエッチと英語読みにする場合も多くなってきました．

夏みかんは酸っぱいのですが、夏みかんの搾り汁の pH を測ってみますと酸性になっています．この搾汁を分析しますと、大量のクエン酸が見つかります．陽イオンが少ないとクエン酸は中和されないので酸のまま残っていて、酸性を示すのです．

表 5.1　pH と pOH

	水素イオン	水酸イオン
濃　度：	$[H^+]$	$[OH^-]$
濃度(の逆数)を対数で表すとき：	$-\log [H^+]$	$-\log [OH^-]$
符号では：	pH	pOH
pHとpOHの関係：	pH+pOH=14	

5.3　"酸性食品"と"アルカリ(性)食品"という名称

しかし、夏みかんに含まれるクエン酸のような有機物を食べた場合には、クエン酸は体内で代謝されて最後に二酸化炭素と水にまで分解され排出されますから、無機物の陰イオンのようには後に残りません．みかんの搾汁にあるクエン酸の一部は陽イオン（大部分がナトリウムイオンやカリウムイオン）によって中和されています．

陰イオンの多くが有機物の酸で一部分が陽イオンで中和されていますと、夏みかんの例で見たように、有機酸が燃焼した後に陽イオンが残ります．食べた後で代謝されてアルカリ性成分が残る場合に、その食品は"アルカリ(性)食品"と称されてきました．

陰イオンのうちには、硫酸イオンや塩素イオンや燐酸イオンという無機物があります．無機物が体内でそのまま残っていると仮定されるとき、これらの割合が多い食品は酸性食品と称されました．

では、"酸性食品"や"アルカリ(性)食品"はどのように判定されてきたのでしょうか．

食品の有機物を完全に燃焼させたときに、残った灰分を水に入れると pH が酸性に傾く場合には「酸性食品」と呼ばれています．灰分の本体はミネラルです．灰分がアルカリ性になる場合には陽イオンになるミネラルが多く、アルカリ性食品と称されます．

後述するように、摂取する食物の性質によって血液や体液の pH が酸性あるいはアルカリ性に変動することはありません．それなのに、「酸性食品は血液・

体液を酸性にするからいけない，アルカリ性食品は血液・体液をアルカリ性にするからよいのだ」というまちがった議論が宣伝されています．酸性食品とかアルカリ性食品という名称は，もっともらしい錯覚を与えやすいので，使わないほうがよいといわれております．

5.4 体液のpH

身体の中には，血液やリンパ液などの細胞外液があります．また，細胞内も一定の組成の液（細胞内液）で満たされています．身体の中には多数の酵素が存在していて相互に緊密に関連して機能しています．多くの酵素は細胞外液や細胞内液に溶けています．酵素の活性はpHに大きく依存していますから，体液のpHを一定に維持できるように身体は厳格に調節されています．すなわち，体液にはpHに対する緩衝作用があって，外から水素イオンや水酸イオンがある程度加わっても，pHが一定に保たれているようになっています．

健康な人の体液のpHは7.35〜7.45の範囲に調節されています．「酸性の食品」（5.2節）や，いわゆる「酸性食品」（5.3節）を食べても体液のpHは変化しないのですが，身体はこの緩衝力によってpHの急激な変化に対処し，さらにミネラルの代謝・制御によってpHを安定に保っています．

5.5 食品を酸性食品，アルカリ（性）食品と区別するよりも，いろいろな食品を摂るように心がけよう

以上述べてきたように，食品を酸性，アルカリ性と分けることよりも，食品の特徴を生かして分類した「6つの基礎食品*」や「4つの食品群*」を使うほうが，遥かに有用です．いずれの分類の場合でも各食品群から万遍なく組み合わせて食べると，栄養的にバランスのよい食事ができます．

「1日に食品を30品目食べましょう」という提唱も，万遍なく栄養成分を摂るための方策です．

---

*「6つの基礎食品」（厚生労働省，文部科学省），「4つの食品群」（香川式）．

5.6　ミネラルの吸収

　食物に含まれている成分が全部吸収されるわけではありません．ミネラルについても，同様です．ミネラルには吸収されやすいものとそうではないものとがあります．また，食品中での含まれ方によっても吸収の度合が異なります．
　特別に注意を払わないと欠乏するミネラルがあります．それは，カルシウムや鉄です．牛乳中のカルシウムは大変吸収されやすい例です．牛乳中のカルシウムの多くは，カゼインというタンパク質と結合していて吸収されやすいのです．日本人は昔から小魚を好んで食べていましたが，鰯（いわし），しらす干しのように骨ごと食べられるものは，カルシウムの補給に好都合な食品です．
　ミネラルの吸収率を測定したデータを調べてみますと，同じ種類のミネラルでも吸収率にかなり違いのあることがわかります．しかし，およその程度はわかりますから，ここでは大きく分けて，吸収されやすいもの，中程度に吸収されるもの，吸収され難いものにしました（図5.4）．

5.7　ミネラルの功罪

　図5.4には重金属も収録してあります．いろいろなミネラルが人体の健康を左右するのは，どれくらいの量が体内に入ってきたかということによります．吸収され難いものでも食物中に大量にあると，健康を脅かすほどの量が体内へ入ってしまいます．
　生元素であり，必須のミネラルでも量が多すぎると害作用が出てきます．
　亜鉛（あえん）や錫（すず）は生元素です．缶詰めのメッキには錫が使われており，亜鉛は使われておりません．亜鉛を使わないのは，亜鉛が溶け出した場合に身体に有害な影響があるからだといいます．しかし，亜鉛はアルコール脱水素酵素などの脱水素酵素群の活性中心にあるミネラルで必須のものです．一方，近年，錫の中毒事件が報じられていることはよく知られているところです．なお，近年の缶詰めの内装には錫メッキの上にプラスチックの塗装がなされていて，錫の漏出も防がれています．

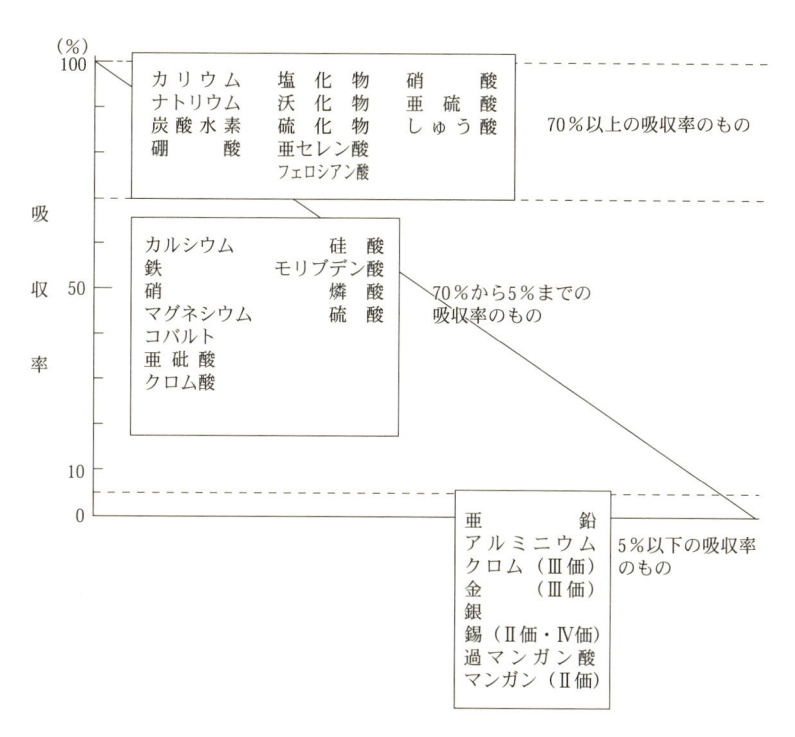

```
(%)
100 ┌─────────────────────────────────┐
    │ カリウム    塩 化 物   硝   酸   │
    │ ナトリウム   沃 化 物   亜 硫 酸  │
    │ 炭酸水素    硫 化 物   しゅう酸  │  70％以上の吸収率のもの
    │ 硼  酸     亜セレン酸          │
    │           フェロシアン酸        │
    └─────────────────────────────────┘
吸
    ┌─────────────────────────────────┐
収   │ カルシウム        硅  酸        │
    │ 鉄              モリブデン酸    │
50  │ 硝              燐   酸        │  70％から5％までの
率   │ マグネシウム       硫   酸      │  吸収率のもの
    │ コバルト                        │
    │ 亜 砒 酸                       │
    │ クロム酸                        │
    └─────────────────────────────────┘
 10
                          ┌──────────────┐
  0                       │ 亜     鉛    │
                          │ アルミニウム  │  5％以下の吸収率
                          │ クロム (Ⅲ価) │  のもの
                          │ 金   (Ⅲ価)  │
                          │ 銀           │
                          │ 錫 (Ⅱ価・Ⅳ価)│
                          │ 過マンガン酸  │
                          │ マンガン(Ⅱ価)│
                          └──────────────┘
```

図 5.4　各種のミネラル（イオン）の吸収

5.8　欧米の水と日本の水

　欧米諸国の人々の暮しを眺めてみますと，ミネラルに関連して，いろいろ日本との違いに気づきます．

　多くの欧米諸国では，陸地が緩やかで，そのうえ雨が少ない地域が多いために，都市の水道水にはミネラルが大変多く含まれています．そのため，多くの人は，飲料水もびん詰めを買ってきて飲んでいます．特に旅に出るときには，飲料水のびんを乗り物の中へ持ち込むことが普通です．入浴のときや洗顔のときに，通常の「化粧石鹸（天然油脂のみでできたもの）」では泡がたちにくいため，中性洗剤を混ぜたものに人気があります．食器洗いや洗濯には合成洗剤でないと使えないくらいに，水道水のミネラルが多いのです．カルシウムも摂

取のチャンスが多いために，日本人ほどにはカルシウム欠乏に悩まないで済むようです．

　日本では河川は急流の上に雨も多いので，カルシウムをはじめいろいろなミネラルのうちで，土壌中の溶けやすい部分はかなり洗い流されてしまっています．そのため，日本の飲料水は元来とてもおいしかったのです．ただし，残念なことに，近年の都市周辺では汚染によって水質が大変悪くなってしまっております．

　ところで，アルカリイオン水が今，日常生活の中で無批判に流行っているのは何を物語っているのでしょうか．そもそも，通常の食事を摂っているときにはほとんどのミネラルは十分に食物から補給されていますから，食事とは別にミネラルを摂る必要はありません．

5.9　ミネラル——貴金属と卑金属

　ミネラルの多くは金属ですが，水に溶けたときにはイオンになっています．金や白金が貴金属として珍重されたり，産業製品の大事な部分に使われる理由は，イオンになり難いという性質があるからです．イオンになりにくいということは，腐食されないということであり，一方，有害作用が起こりにくいことを意味します．

　貴金属に対して卑金属といわれる一群があります．卑金属は腐食されやすいし，水にも溶けやすく，また身近にたくさんあります．しかし，水に溶けやすいために生命の営みにとって重要な働きをするものが多数含まれていますから，貴重な一群ともいえるのです．

第6章

身体の中のミネラル

6.1 無機成分

　生物の身体には無数の成分が含まれておりますが，大きく分けますと有機成分と無機成分とになります．ここでは，無機成分について解説いたします．
　生物体のミネラル（無機物）には，骨格や歯や牙のように堅くて水に溶けない状態になっているものと，体液などに溶け込んでいる状態のものとがあります．

6.2 骨格や歯牙のミネラル

　人体の歯や骨は，他の動物と同じようにカルシウムを主成分としていますが，カルシウムのほかに燐酸などが含まれていて，骨や歯を堅固な構造体に仕上げています．骨も代謝されていて，骨のカルシウムも絶え間なく徐々に変化しています．妊婦は胎児と自分自身のためにカルシウムをたくさん摂取する必要があります．妊婦がカルシウム含量の貧弱な食生活をして，必要量を満していないと，歯が悪くなることもあるわけです．
　人体のカルシウムの99％は骨や歯に存在しますが，骨格の成分は炭酸カルシウム＊と燐酸カルシウムから構成されています．軟体動物や石灰海綿などの骨格が主として炭酸カルシウムだけから構成されていることと比べて興味深い事実です．

＊炭酸カルシウムは大理石の主成分でもあります．

6.3 体液中のミネラル

1) カルシウム

体液中にも，ごく微量のカルシウムが溶けていて，重要な生理的機能を担っています．人体の細胞内には100グラムあたり0.4～40マイクログラムのカルシウムが存在しています．血漿中には100ミリリットルあたり10ミリグラム（9～11ミリグラム）含まれております．体内での刺激の伝達や，ある種の重要な酵素の活性化のために体液や細胞中の微量のカルシウムは不可欠な成分です．カルシウムと結合するタンパク質もいろいろと存在し，これらが非常に大切な生理作用に関与しています．これらの必要不可欠なカルシウムを確保するために，動物体内には（1）骨のカルシウムを溶かして体内に補給する機構と，（2）食物として摂取したカルシウムを骨に運び込む役割をもった因子があります．また，細胞内のカルシウムのレベルを一定に保つために，細胞膜にはカルシウムポンプという仕掛けがあって，作動しています．体内の状況に応じてわずかずつカルシウムが骨から体液へ溶け出しますし，また逆に体液から移動して骨に沈着します．このようにして，体液や細胞内のカルシウム濃度が常に一定のレベルに保たれるという仕組みになっています．もしも，カルシウムが食物から十分に供給されないと，骨のカルシウムを溶かして体液の濃度レベルを確保しようとします．

骨の周りには，カルシウムがむやみに溶け出さないようにするためのペプチドホルモンがあります．このホルモンは海水魚の「えら」にもあって，海水中に多いカルシウムが大量に魚の体内に入るのを防いでいます．鮭のように川へ上ってくる魚では，淡水域に達してしばらくすると「えら」のホルモンが産生されなくなります．河川水は海水よりもカルシウム濃度が低いからです．ちなみに，海水中にはカルシウム濃度は1リットル中に約400ミリグラム含まれていますが，河川水には1リットルに約15ミリグラム含まれているにすぎません．

2) ナトリウムとカリウム

動物の諸器官が正常に働くためには，体液のpHが一定に保たれていることと，体液の浸透圧が一定に保たれていることが必要です．pHは水素イオン濃

度（〔H^+〕）によって決まります．一方，浸透圧は溶けているミネラルの濃度（イオンの濃度）によって決まります．ミネラルが水に溶けているときにはイオンの形になっています．浸透圧はイオン濃度に対応しているのです．

　さて，ナトリウム（Na）とカリウム（K）は体内のミネラルとしては非常に多い成分です．これらの「イオン濃度」は体内の浸透圧の調節に重要な働きをしております．0.9％食塩水を生理的食塩水といいますが，この濃度が体液と同じ濃度です．細胞内にはカリウムイオン（K^+）が多く，細胞外の体液（組織液や血液など）にはナトリウムイオン（Na^+）の濃度が高くなっています．ナトリウムは食塩（NaCl）の成分ですから，あまり塩からいものばかりを食べていると，ナトリウムの摂りすぎになります．ナトリウムは高血圧症をもたらすこともありますので，食塩を摂りすぎないように注意する必要があります．腎臓疾患やネフローゼ症候群の患者で浮腫（むくみ）のある場合は，食塩の使用を控えなければなりません．

　ナトリウムとカリウムは化学的性質がよく似ておりますから，ナトリウムの摂りすぎを相殺するにはカリウムが有効です．海藻や野菜，果物にはカリウムが多く含まれています．塩からい味噌汁にわかめやじゃがいもを入れるのは理にかなっているわけです．一方，昔から食塩なしでは生きていけないことがよく知られております．海岸線の全くない武田勢に越後の上杉から塩が送られた故事は有名です．夏の日中，炎天下で体を動かすと汗が吹き出しますが，このとき失われた塩分を補給するためにも，また，労働をするときには多少塩からいものを食べることも必要になります．ごく微量のナトリウムとカリウムは，ある種の酵素の活性発現の因子として重要です．

3）鉄

　出血時には鉄分の補給が大切ですが，これは血球中にヘモグロビンの成分として鉄（Fe）が含まれているからです．ヘモグロビンはヘム色素とグロブリン（タンパク質）が結合したもので，ヘム色素の中心に鉄が存在しています．ヘモグロビンは外呼吸で吸った空中の酸素を結合する能力が高い化合物です．肺臓では血液中の炭酸ガスが空気中の酸素と交換されて，炭酸ガスが呼気として排出されます．鉄の欠乏はヘモグロビンの減少をきたしますから，鉄に富む食品――豚肝，牛肝，魚の血合肉，ほうれん草など――を食べるように心掛ける

必要があります．

4）その他のミネラル

いわゆる生元素の中には微量で必須な元素がいくつもあります．これらは食品中にミネラルとして含まれています*．カルシウムや鉄は特別に気をつけて摂る必要がありますが，他は通常の食事をしていれば不足する心配はありません．しかし，土地によってはセレン（Se）が少ないとか，コバルト（Co）がないことが原因で，その土地で収穫されたものばかりを食べていると，それらミネラル特有の欠乏症が発現してきます．その土地の牧草のみに依存している牧畜——牛や羊など——に欠乏症の見られることが知られています．コバルトはコラバミンというビタミンを構成しているので，コバルトの欠乏はコラバミンの欠乏症（貧血）を起こします．セレン（Se），亜鉛（Zn），銅（Cu），マンガン（Mn）などは，それぞれが酵素の構成成分として含まれていて，酵素活性の発現に重要な役割を担っています．

6.4　酵素の活性中心

酵素の本体は『触媒活性をもったタンパク質』です．触媒活性とは，ある化合物がある方向に変化するときの変化速度のみを速くする作用のことです．「酵素」は今まで存在していた反応について，その反応速度を速くする作用をもっているものです．存在していない反応を起こす力はまったくありません．酵素が活性を表すためには，活性の中心が作動しなければなりません．酵素の活性中心には，ある特定の元素が位置していることがあります．生元素として挙げられているもののうちで，微量でも有効な金属元素は，ある種の酵素の活性中心として不可欠なのです．たとえば亜鉛（Zn）を活性中心にもった脱水素酵素の一群がその例です．

＊　食品中のミネラルは，有機化合物の主要な構成元素（C：炭素，H：水素，O：酸素）以外の元素で，食品を燃焼させると灰分として残るものです．一方これらの元素は金属元素と非金属元素とに分けられます．金属元素はイオンの形で水に溶けます．金属元素を酸化すると陽イオンになり，水溶性になります．陽イオンは単独で水溶液をアルカリ性にします．非金属イオンは還元されて陰イオンとなり，やはり水溶性になります．非金属イオンにO(酸素)が結合した形のもので陰イオンになっているものもあり，水溶液を酸性にします．

第Ⅲ部　食事摂取基準

第7章

エネルギー消費量

7.1 有機物の中の化学エネルギー

　生物が生きていく上では，化学エネルギーが利用されています．生物は化学エネルギーを絶えず消費することによって生命を支えています．これら化学エネルギーは植物から供給されるものです．第3章で述べたように，植物は光のエネルギーを化学エネルギーに変換しています．

　動物が食物を食べるのは，植物がつくり出した有機物を化学エネルギー源として利用しているのです．

7.2 有機物の燃焼

　生物はどのように化学エネルギーを利用しているのでしょうか．その利用の仕方は生物に特有のもので，どの生物でも共通の様相をしています．

　空気中で有機物に酸素が結合することを「燃える」といいますが，その結果，熱が生じます．このとき，化学エネルギーが熱エネルギーに変換しているのです．有機物は，最後には，二酸化炭素と水とにまで分解されてしまいます．

　生物の体内では，有機物が酸素と結合するとき徐々に分解しますが，すぐには熱エネルギーにならず，いったん，化学エネルギーに変換します．化学エネルギーが利用されるときにはATP（アデノシン三燐酸）という化合物が仲立ちとなります（図7.1）．

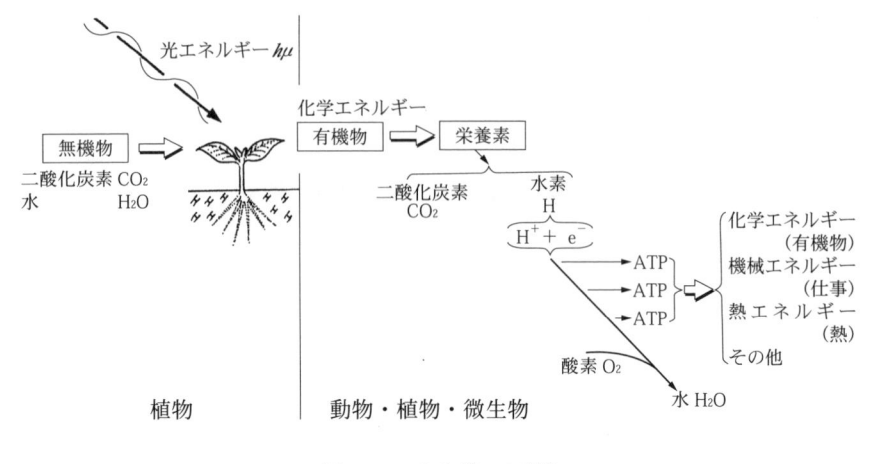

図7.1 エネルギーの変換

7.3 カロリーとジュール

　私達が毎日食べている食物の量を，エネルギーの量で表すことができます．栄養学の分野ではエネルギーの単位としてキロカロリー（kcal）またはキロジュール（kJ）を使います．1キロカロリーというのは1キログラムの水を1度（摂氏）上昇させるのに必要なエネルギーの量です．1キロカロリーは4.184キロジュールに相当します．

7.4 栄養素の燃焼値

　三大栄養素は脂質，糖質，タンパク質ですが，それぞれの1グラムは9キロカロリー，4キロカロリー，4キロカロリーのエネルギーに換算できます．これら栄養素のエネルギー量はどのようにして測るのでしょうか．
　各栄養素に含まれるエネルギー値はボンブカロリーメーター（ボンブ熱量計ともいう）という装置を使うと測定できます．ボンブカロリーメーターは，測定したいものを密閉した頑丈な容器に入れて中を酸素で満たし電熱線（ヒーター）で点火して完全燃焼（酸化）させる装置です．この容器を一定量の水の

中に沈めておくと，発生した熱量は水温の上昇値から知ることができます（図7.2）.

このようにして測った値を物理的燃焼値といいます．一方，栄養素が体内で燃焼されるときのエネルギー発生量を生理的燃焼値といいます．実際に食べた場合には，100パーセント吸収されるわけでもないし，吸収された後，完全に酸化されるわけでもありませんので，生理的燃焼値は物理的燃焼値よりも小さくなります.

前世紀の初め，アトウォーター（W.O. Atwater, 1844～1907）は，いろいろな食品の生理的燃焼値を測定し，脂質，糖質，タンパク質の1グラム当たりのエネルギー量をそれぞれ9キロカロリー，4キロカロリー，4キロカロリーとしました．

7.5 基礎代謝と活動代謝

私達が眠っているときでも，身体の細胞は活発に代謝活動を行っており，いろいろな臓器も絶えまなく働いています．それらの活動のために，エネルギーが消費されます．

眠らずに安静にしているときのエネルギー消費量を基礎代謝量といい，この値を基本にして，身体を動かした分だけエネルギー量（活動代謝量）を加算して，その人の消費する1日量を算出しています．

日本人1人の基礎代謝量は，成人（体重60キログラム）1日当たりで1600キロカロリーです．いろいろな運動や活動をするにつれてエネルギー消費量は増えますから，身体活動レベルに応じて日常生活の活動強度をⅠ（低い），Ⅱ（ふつう），Ⅲ（高い）に分けて，エネルギーの食事摂取基準目安が出されています．

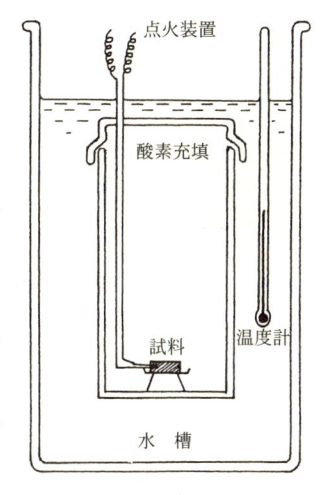

図7.2 ボンブカロリーメーター（ボンブ熱量計）の原理

7.6 代謝量を測る方法

基礎代謝量や活動代謝量を測る方法には，直接法と間接法とがあります．

人が横たわれるほどの部屋に入って，身体から放散される熱量を直接測る方法があります．これが直接法ですが，操作に習熟する必要があるし，装置も大がかりになります．そのため，次に述べる間接法がよく使われます．

間接法は呼気中の二酸化炭素（炭酸ガス）量と吸った酸素量および尿中に排泄された窒素量などから体内で発生したエネルギー量を計算する方法です．二酸化炭素の量や酸素の量を測るためには，いろいろな工夫がされています．たとえば，ダグラス嚢（のう）を使う方法があります．この方法では大きな袋（ダグラス嚢）を背負って，口を覆った管からの二酸化炭素や酸素を袋中へ集め一定時間後に袋の中の組成を空気中の組成と比べて，その差量から体内で発生したエネルギー量を計算するのです．

7.7 間接法によるエネルギーの計算の仕方

体内では脂質，糖質，タンパク質が燃焼しています．その結果，二酸化炭素と水が生じます．

タンパク質が燃焼した分は，尿中に窒素が排泄されますから，尿中の窒素量からタンパク質の燃焼された量を知ることができます．窒素1グラムに相当するタンパク質が燃焼するときには 5.923 リットルの酸素が使われ，二酸化炭素は 4.754 リットル生じます．なお，窒素1グラムは 6.25 グラムのタンパク質に相当します（タンパク質は平均16％の窒素を含んでいますから $100/16 = 6.25$ になります）．

さきに述べたように，ダグラス嚢に溜った二酸化炭素量を測りますと，体内から発生した二酸化炭素の量がわかります．これからタンパク質が燃焼して発生した二酸化炭素量を差し引きますと，残りは体内で脂質と糖質が燃焼して発生した量になります．

体内で消費された酸素についても，タンパク質の燃焼で使われた量を差し引きますと脂質と糖質で使われた量がわかります．

7.8 呼吸商

体内で発生した二酸化炭素量と消費された酸素量との比を呼吸商（RQ, Respiratory Quotient）といいます．

また，タンパク質が燃焼して発生した二酸化炭素量とタンパク質による酸素の消費量とをそれぞれ差し引いた場合の呼吸商を非タンパク性呼吸商といいます．

グルコース（ぶどう糖）だけが燃焼した場合は，二酸化炭素と酸素とは同量になりますから呼吸商は 1 です．

中性脂質だけが燃焼しますと，二酸化炭素 55 リットルに対して酸素 78 リットルになりますから，呼吸商は 0.705 です．

タンパク質では 48 頁（7.7）で述べたように，二酸化炭素 4.754 リットルに対して酸素 5.923 リットルですから，呼吸商は 4.754/5.923 ＝ 0.8 です．

以上のように，三大栄養素が体内で燃焼した結果，呼吸商は 1 から 0.7 の間の値になることがわかります（図 7.3）．

7.9 三大栄養素を摂食する割合

健康な生活をするには，毎日の食事で三大栄養素をどのように摂ったらよいのでしょうか．

その目安をエネルギー量の比で表すことができます．理想的な食事のエネルギー構成比は脂質，糖質，タンパク質の比で 25：60：15 です（図 7.4）．

1990 年代の日本人の平均値がこの構成比になっていましたから，日本型食事は大変理想的だといわれてきました．しかし，全体の平均値は，個人個人の食生活を直接反映してはいないし．グルメの流行で，ときには大変偏った食事をしている人たちがいます．特に，食事の洋風化によって脂肪（脂質）の摂取量が増える傾向にあるのは好ましくありません．1990 年代，当時のグルメブームの中にあって，日本人の食生活は脂質の摂取量が年々増加する傾向を示していました．なお，21 世紀になった現在，日本人の食事はほゞ理想に近く（図 7.4），今後もこの状態を維持したいものです．

上の構成比の食事を，理想的な食品の組み合わせで食べるためには，一人ひ

とりが意識的に心がける必要があります．

	$\dfrac{CO_2}{O_2}=RQ$
脂　質 　　　　　　$78O_2$ 　$C_{55}H_{104}O_6 \longrightarrow 55CO_2 + 52H_2O$ 　〔パルミチン酸，ステアリン酸，オレイン酸 　　が各1個結合したトリグリセリド〕	$\dfrac{55}{78}=0.705$
糖　質 　　　　$6O_2$ 　$C_6H_{12}O_6 \longrightarrow 6CO_2 + 6H_2O$ 　〔グルコース〕	$\dfrac{6}{6}=1.00$
タンパク質 　　　　　　　　　　　5.923ℓ のO_2 　窒素（N）1gを含むタンパク質 $\longrightarrow 4.754\ell$　$CO_2 + nH_2O$	$\dfrac{4.754}{5.923}=0.803$

図 7.3　呼吸商（RQ, Respiratory Quotient）の例

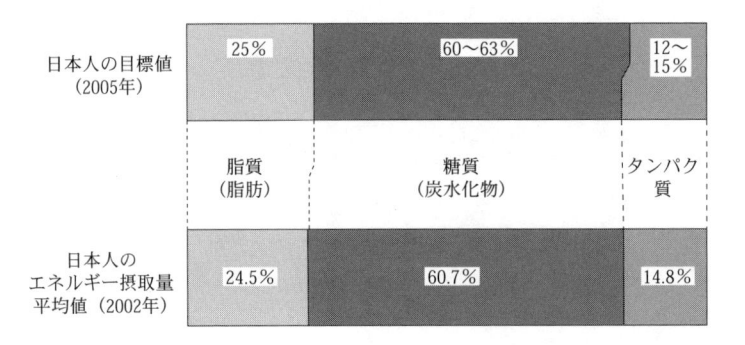

図 7.4　食事中の栄養素エネルギー比

第8章

エネルギー・タンパク質・脂質の食事摂取基準

8.1 食事摂取基準とは

　私たちが日常生活を健康に送り，いろいろな病気に罹らないように過ごすためには，毎日の食事の「量」と「内容」とが適切であらねばなりません．

　私たちが身体を動かすためには，エネルギーを必要とします．また身体が順調に機能するためには，身体の成分が絶えず代謝されていることが必要です．体内で代謝がスムーズに行われて，身体の諸器官が順調に機能するためには，活動のためのエネルギーと素材となる成分の補給が不可欠です．

　各人が毎日必要としているエネルギーと各種成分は，栄養素として補給されます．各人が必要とする栄養素は，性別や年齢により，また生活の仕方によって異なっております．その上，同じような日常活動をしていても個人差があって，その必要量は一人ひとりで異なります．

　ひるがえって，日本の全国民を対象にした場合，日本人一人あたりの栄養の所要量はどれ程の数値になるのでしょうか．この数値を「食事摂取基準（栄養所要量）」といい，1970年以降5年ごとに厚生労働省から発表されてきております．表8.1に現在使われている「日本人の食事摂取基準」を，表8.2に「身体活動レベルの区分」を示します．「国民が心身を健全に発育・発達させ，健康の保持・増進，エネルギー・栄養素欠乏症の予防，生活習慣病の予防，過剰摂取による健康障害の予防を目的とし，エネルギーおよび各栄養素の摂取量の基準」を示すものです．

　日本国民全体の栄養改善や食料需給計画，一般市民の栄養指導や栄養・保健

表 8.1 日本人の食事摂取基準（ふつうの身体活動レベルの 20 歳代および 50 歳代の男女の場合）

年代	性別	エネルギー (kcal)	タンパク質 (g)	カルシウム (mg)	鉄 (mg)	ビタミン					
						A (μgレチノール)	B$_1$ (mg)	B$_2$ (mg)	ナイアシン (mg)	C (mg)	D (mg)
20 歳代	男	2,650	60	650	7.5	750	1.4	1.6	15	100	5
	女	2,050	50	600	7.5	700	1.1	1.2	12	100	5
50 歳代	男	2,400	60	600	10.5	600	1.3	1.4	14	100	5
	女	1,950	50	600	10.5	600	1.0	1.2	11	100	5

教育の基礎となるものなので，大変重要な数値です．

8.2 エネルギーの食事摂取基準

各人のエネルギーの食事摂取基準を求めるためには基礎代謝量を基準にします．眠らずに安静にしているときに消費されるエネルギーは，生命活動の維持のために必要なエネルギーなので，これを基礎代謝量といいます．基礎代謝量は，ルブナー（Rubner）によって身体の表面から放散されるエネルギーに対応しているとされました．身体の表面積を測ることは難しく，また脂肪部分を除外した筋肉部分の重量に対応しているとするほうが適切であることがわかってきました．現在では体重や身長から計算できるようにされております．

基礎代謝量の値に加えて，仕事や運動（スポーツ）で身体を動かした場合には，何パーセントかの余分なエネルギーを追加する必要があります（表 8.2）．

日常生活の中で注意していると気がつくことですが，食物を食べたり水を飲んだとき，直後に身体が熱くなったり汗が出ることがあります．この現象は特異動的作用（**S**pecific **D**ynamic **A**ction）といわれているものです．特にタンパク質を食べたときに顕著に見られる現象です．なお，水には代謝されて熱になるようなエネルギーは含まれていません．特異動的作用は食べたり飲んだりという行為によって身体が消化・吸収・代謝の諸反応を開始しようとするウォーミングアップのためのエネルギーと考えてよいでしょう．この値は平均して，全摂取エネルギーの 10 パーセントに相当します．

表 8.2 身体活動レベルの区分

身体活動レベルの区分	基礎代謝の倍数
Ⅰ（低 い）	1.50
Ⅱ（ふつう）	1.75
Ⅲ（高 い）	2.00

以上をまとめて，1 日のエネルギーの食事摂取基準として，基礎代謝量と活動エネルギー量に特異動的作用の分を加えたものがもちいられてきました

が，エネルギーの食事摂取基準の標準値には，各人の個体差をキャンセルするために安全率がかけてあるので，あえて「特異動的作用」を取り扱わずに，安全率の中に取り入れる方向になりました．

8.3 日本人におけるタンパク質の食事摂取基準

タンパク質についても，先にエネルギーの食事摂取基準について見てきたように，必要量に安全率を乗じて食事摂取基準が出されます．

さて，人体は骨格の周りを筋肉やいろいろな組織で取り囲まれています．これらは主としてタンパク質を主成分として構成されています．筋肉や腱などの20パーセント（湿重量）はタンパク質からできています．

身体のタンパク質は，分解されてアミノ酸になったり（分解），一方，いろいろなアミノ酸が組み合わされて元のタンパク質がつくられ（合成）て，絶えず新しく入れ替わっています．このように合成と分解が同時に起こって入れ替わることを代謝回転といいます．諸臓器や細胞内のあらゆる構成成分は，絶えず代謝回転をうけて入れ替わっております．身体を構成するタンパク質は数百種類以上ありますが，これらの材料となっているアミノ酸には，必須アミノ酸と非必須アミノ酸とがあります．必須アミノ酸は食物から補給されなくてはならないアミノ酸です．表 8.3 に必須アミノ酸を記しておきます．

必須アミノ酸は体内で必要な量をつくることができないため，食物から補給される必要があるのです．個々の必須アミノ酸について身体が 1 日に要求する必要量を満たすためには，相応の必須アミノ酸を含んだ食物を食べなければなりません．食物中のタンパク質は必須アミノ酸の含まれ方によって，少量食べればよい場合と，大量に食べなければ必要量の必須アミノ酸がまかなえない場合とあります．

このことを表すためにタンパク質の栄養価が測られています．栄養価には「生物価」と「化学価」があります．卵やミルクのタンパク質は高い栄養価を示します．そこで，卵タンパク質の利用効率に対するほかのタンパク質の

表 8.3 人間の必須アミノ酸の種類

バ リ ン	Val
ロ イ シ ン	Leu
イソロイシン	Ile
リ ジ ン	Lys
メチオニン	Met
スレオニン	Thr
トリプトファン	Try
フェニルアラニン	Phe

利用効率を「卵タンパク質に対する相対的効率」といいます．

日本人のタンパク質の食事摂取基準を計算しますが，その際に必要な数値を以下の説明ではカッコ内（⃝n）に示しております．

日本人が日常食べているタンパク質の相対的利用効率は平均 90 パーセントです（①）．

卵を含めて獣肉や魚肉などの消化吸収のよいものは良質タンパク質です．エネルギーを十分に摂取している状態で，良質タンパク質の摂取量をいろいろと変え，窒素分（N）の排出量を測定します．窒素分の排出量が，摂取したタンパク質の窒素分とつり合った量から，タンパク質の必要量が求められます．このようにして求められた結果，日本人の平均必要量は 1 日あたり体重 1 キログラムにつき良質タンパク質 0.7 グラムです（②）．

個人差に関する安全率として 30 パーセントを加算（③）します．

成人（体重 60 キログラム）の場合，タンパク質の食事摂取基準は，以上の数値をあてはめて次のように算出します．

$$\text{タンパク質の食事摂取基準（グラム）} = ② \times \frac{100}{①} \times ③ \times 体重$$
$$= 0.7 \times \frac{100}{90} \times 1.3 \times 60$$

表 8.4 に各年代ごとのタンパク質の食事摂取基準を例示してあります．

表 8.4 成人と高年齢者におけるタンパク質の食事摂取基準（グラム／日）

年代	男	女
20 歳代	60	50
30 歳代	60	50
40 歳代	60	50
50 歳代	60	50
60 歳代	60	50
70 歳代以上	60	50

8.4　日本人における脂質の食事摂取基準

　成人の1日あたりの脂質食事摂取基準は全エネルギーの20〜25パーセント位が適切です．

　体重65kgの成人の場合，1日のエネルギー摂取量を2600kcalとすると，油脂の適切な摂取量は70gになります．食品の素材の中の油脂の他に，フライパンに敷く油や，トーストにつけるバターなどからも油脂の供給があります．

　脂質の構成は動物脂質が4に対して植物脂質を5とし，魚油が1くらいと考えればよいでしょう．動物脂質と植物脂質と魚油をある割合で食べることが大切なわけは，それぞれに含まれている高度不飽和脂肪酸の種類が違うからです．この高度不飽和脂肪酸は必須脂肪酸ともいい，食事として食べて消化吸収されたあと体内（細胞内）に入りますと，重要な成分に変化して代謝をスムーズに進めるための因子に変化します．

第9章

ビタミンの食事摂取基準

9.1　ビタミンの食事摂取基準

　日常の生活で偏食せずに適切量の食事をしていれば，ほとんどのビタミンは補われているのですが，油断すると不足するおそれのあるものとして，水溶性ビタミンのうちのビタミンB群のいくつかとビタミンCが挙げられます．また，脂溶性ビタミンではビタミンAとビタミンDが挙げられます．

9.2　ビタミンB群

　水溶性ビタミンの中でビタミン B_1, B_2, B_6, B_{12}, ナイアシン（ニコチン酸），B_6, 葉酸，B_{12}, ビオチン，パントテン酸などは，総称してビタミンB群と呼ばれます．これらのうちで，特に摂取量が不足しやすくて，食事摂取基準が決められているのが，ビタミン B_1, B_2, ナイアシンです．

9.2.1　ビタミン B_1

　ビタミン B_1 が欠乏すると多発性神経炎（脚気）を引き起こすので，その予防には毎日1mg程度を摂取する必要があります．ビタミン B_1 は植物種子の胚芽や動物臓器類に多く含まれています．

　動物の体内では，ビタミン B_1（チアミン）はピロリン酸エステルの形になっています（図9.1）．このものは糖質が代謝されるときの補酵素です．チアミンピロリン酸といい，この補酵素が不足するとグルコースなど（糖質）の代謝が

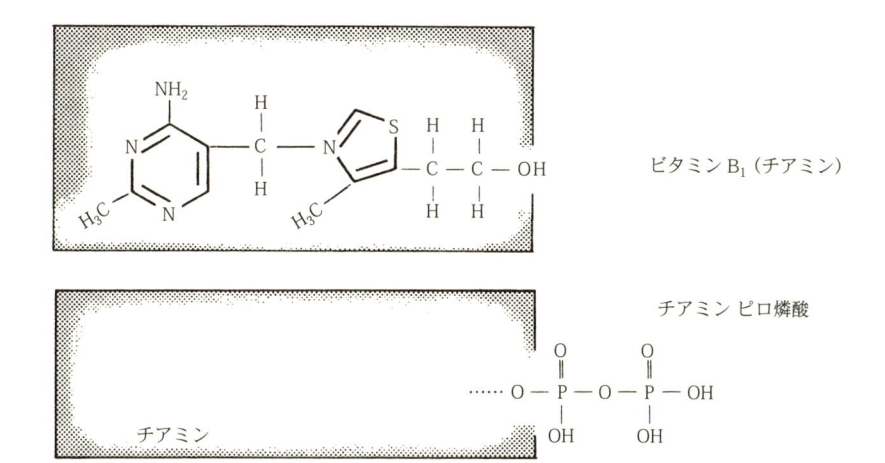

図 9.1 チアミン ピロ燐酸エステル
体内で，ビタミン B_1（チアミン）にはピロ燐酸（燐酸 2 分子）が結合している．
この結合をエステル結合という．ピロ燐酸は二燐酸ともいう．

スムーズに行われなくなります．

9.2.2 ビタミン B_2

　牛乳の乳清（ホウェイともいう．乳のタンパク質が変性して沈澱した後に残る液）が黄色の螢光を発するのは，ビタミン B_2 によります．ビタミン B_2 はフラビンという色素を含んでいるので，ラクトフラビンとかリボフラビンともいわれます．

　フラビン酵素（フラビンタンパク質ともいう）の補酵素には，FADや，FMNがあります．これらは水素の授受（電子の伝達）に関与している補酵素です（図 9.2）．

　フラビン酵素は脂肪酸の酸化分解の過程や呼吸鎖の電子移動の経路を構成する酵素なので，生命維持には不可欠です．

9.2.3 ナイアシン（ニコチン酸）

　抗ペラグラ因子として重要視されてきました．ペラグラというのは，皮膚がざらざらした状態を意味します．

[水溶性ビタミン]　　　　　　　　　　　　　　　　　補酵素［活性型］

ビタミンB_1（チアミン） + ATP → TPP（チアミンピロ燐酸） + AMP

ビタミンB_2（リボフラビン） + ATP → FMN（フラビンモノヌクレオチド） + ADP

FMN + ATP → FAD（フラビンアデニンジヌクレオチド） + ⓅーⓅ（ピロ燐酸）

ニコチン酸（ナイアシン） → ニコチン（酸）アミド（ナイアシンアミド） → ニコチン酸アミドヌクレオチド

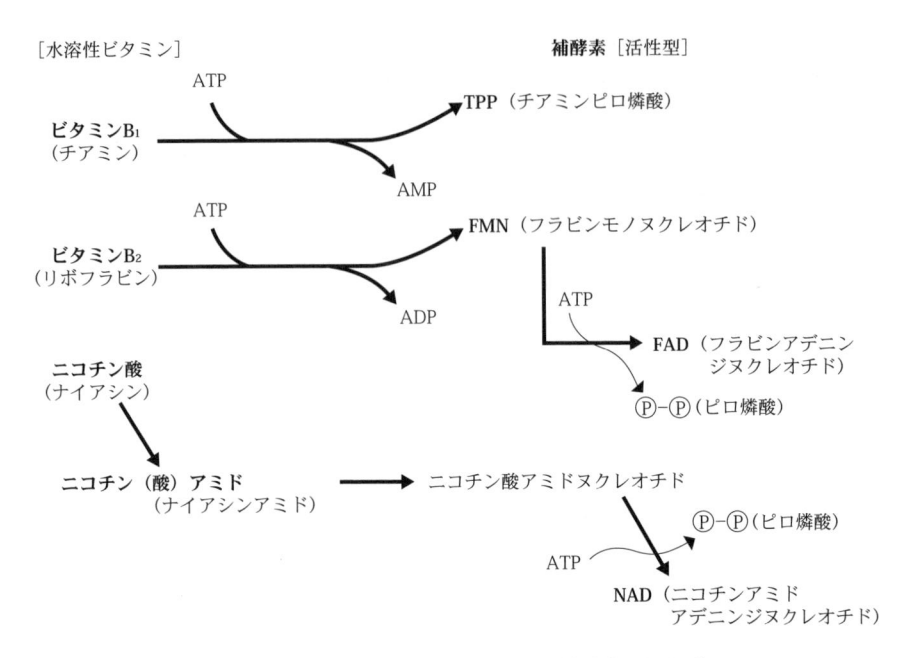

ニコチン酸アミドヌクレオチド + ATP → NAD（ニコチンアミドアデニンジヌクレオチド） + ⓅーⓅ（ピロ燐酸）

図 9.2　水溶性ビタミンのはたらき，主として補酵素に組上げられる

　ナイアシンはアミノ酸のトリプトファンから生合成されるので，トリプトファン含有量の少ないタンパク質（たとえば，とうもろこしのタンパク質）ばかりを食べているとナイアシン欠乏が生じやすいのです．とうもろこしを常食としていた人々にペラグラ症がしばしば見られたことはよく知られています．トリプトファン 60mg からナイアシン 1mg が生成されます．

　水素の授受に関与する酵素を脱水素酵素といいますが，この酵素の補酵素に NAD（または NADP）があります（図 9.3）．ニコチン酸は NAD や NADP の成分なのです．NADP は NAD に ATP からの燐酸が 1 個結合して生成します．

　成人の 1 日あたりのナイアシン（ニコチン酸）の食事摂取基準は 10 ～ 20mg です．

9.3　ビタミン C（L-アスコルビン酸）

　ビタミン C は新鮮な野菜や果物に多く含まれているのですが，野菜が古く

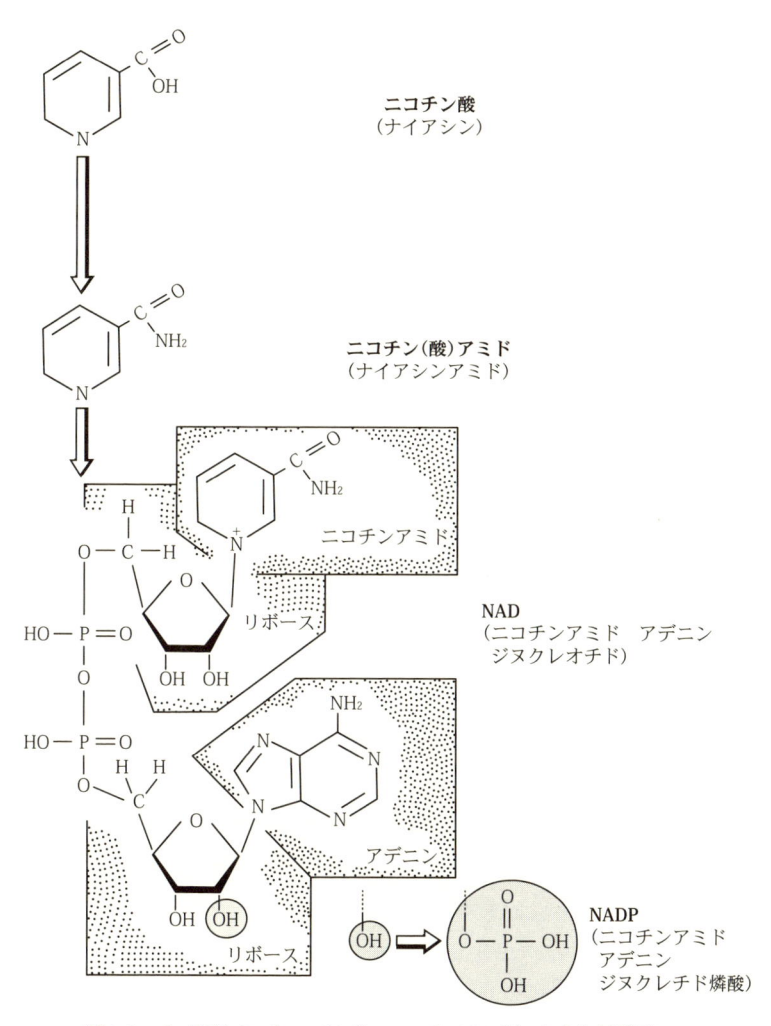

図 9.3 ナイアシン（ニコチン酸，ニコチンアミド）を含む補酵素

なったり，ミキサーで長く空気に接触させたり，アルカリ性で煮すぎるとかなり分解されます．ビタミンCは，ビタミンB群に比べて大量に必要であり，ともすると不足しがちになります．ビタミンCの食事摂取基準は成人1日あたり100mgとされていますが，ストレスの多い生活をしていたり，酒を飲み過ぎたりしたときや，タバコを習慣的に喫む人は，余分に摂取したほうがよい

といわれます.

　ビタミンCは酸化還元作用が活発な化合物で，還元されやすい化合物と一緒にすると相手を還元して自身は酸化されます．一方，酸化されやすい化合物があると容易に還元されて元のビタミンCに戻ります．上に述べたように，相手を還元しやすい性質が抗酸化作用として注目されています.

　またビタミンCには免疫能を高める作用もあります.

　ビタミンCはコラーゲンの生合成に必要ですが，これはヒドロキシプロリン（コラーゲンを構成する主要なアミノ酸）生合成酵素の鉄を還元する上で，ビタミンCの還元力が必要だからです.

9.4　ビタミンA

　ビタミンAは視細胞の暗調応に関与しており，ビタミンAが欠乏すると夜盲症になり，また乾燥眼炎を引き起こします.

　暗調応というのは，明るいところから暗いところへ移ったときに最初は何も見えないのに，徐々に物が見えるようになる現象をいいます.

　ビタミンAは別名レチノールといいますが，酸化されたものをレチナール（レチネンともいう）といいます．眼の網膜の細胞にはオプシンというタンパク質があって，レチナールと結合してロドプシンになります．光が当たるとロドプシンは脱色しますが，このときレチナールの形が変化してオプシンから離れます．この変形レチナールは酵素の作用を受けて元の形に戻り，再びオプシンと結合しロドプシンが再生します（図9.4）.

　ビタミンAの欠乏はロドプシンの再生を不十分にさせるので，暗調応の時間を長くさせます.

　成人での食事摂取基準は1日あたり600〜750 μg（レチノール）です.

9.5　ビタミンD

　ビタミンDは数種類ありますが，主要なものはビタミンD_2（エルゴカルシフェロールともいう）とビタミンD_3（コレカルシフェロール）です．それぞれ，プロビタミンD_2（エルゴステロールともいう）またはプロビタミンD_3（7 - デ

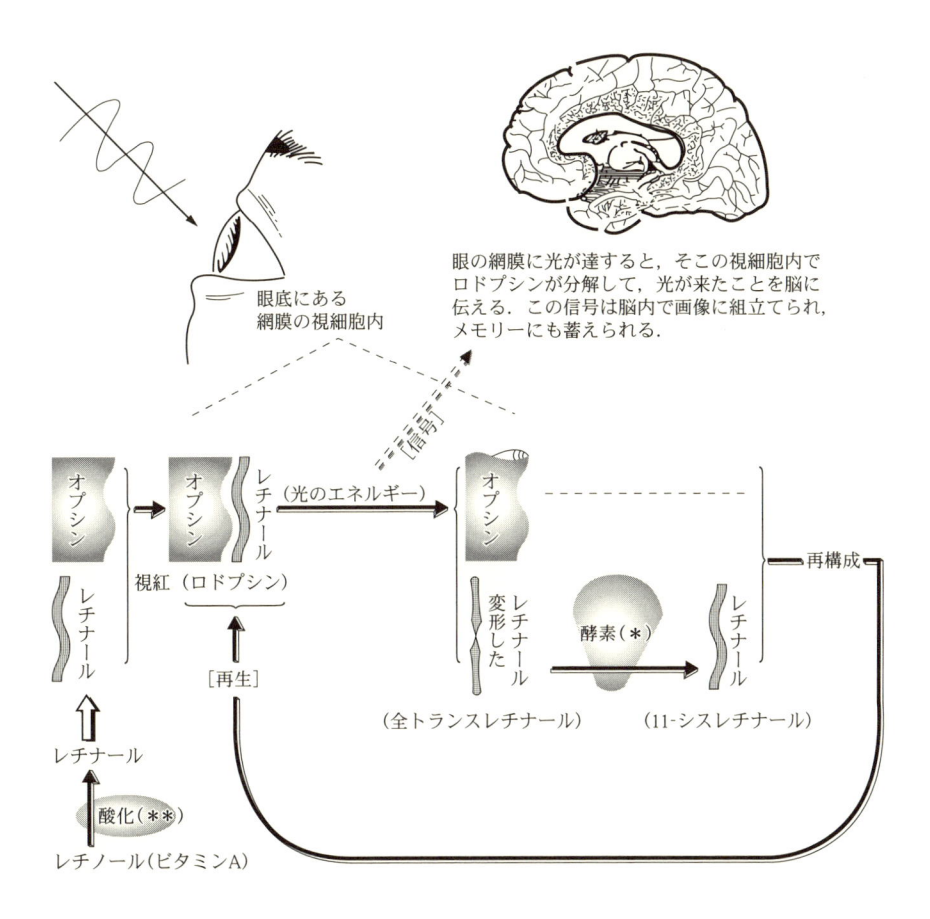

図 9.4　ビタミン A のはたらき

① ビタミン A（レチノール）はレチナールに変化して網膜視細胞のオプシンと結合する．酵素（＊）はレチナールイソメラーゼ．ビタミン A（レチノール）は酸化（＊＊）されてレチナールになる．（上図）．
② レチノール結合タンパク質と結合して，生殖系の細胞に入り，核タンパク質と結合する．遺伝子が影響を受ける．
③ レチノールに燐酸が結合したものが，上皮細胞や軟骨において，ムコ多糖類の生成に関与する．

ヒドロコレステロールともいう）に紫外線が当たると生成されます．

　戸外で日光浴して，体内のプロビタミンDをビタミンDに変えることも大切です．きのこ類にはエルゴステロールが多いので，プロビタミンDの補給源として注目されます．ビタミンDは動物の各種臓器に多く，特に肝臓に多量に含まれています．サケやサンマやイワシの肉にも多量に含まれています．

　ビタミンDはカルシウムの吸収・代謝に必須の因子なので，ビタミンD欠乏は骨の異常をもたらします．

　ビタミンDは吸収された後，肝臓，次いで腎臓でヒドロキシ化されて1.25-ジヒドロキシビタミンDという活性型になります．ビタミンDの活性型が作用する組織は小腸，腎臓，骨です．小腸の粘膜上皮細胞でカルシウムや燐酸の吸収を促します．また腎臓では尿細管上皮細胞でカルシウム，燐酸の再吸収を促します．また骨からカルシウムを溶かして血液に供給したり，血液中からカ

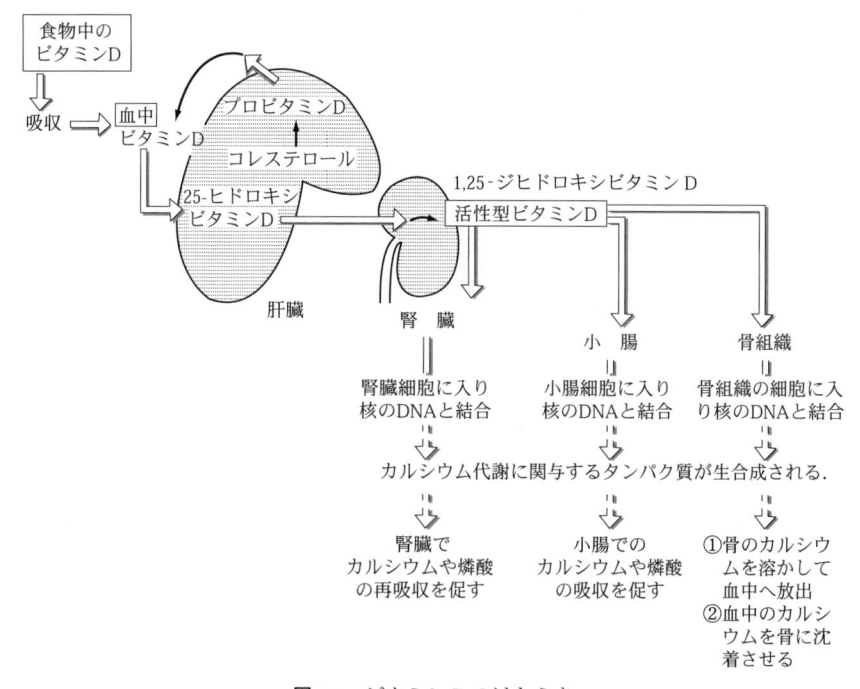

図9.5　ビタミンDのはたらき

　ビタミンDはプロビタミンDからも生成する．ビタミンDは，肝臓と腎臓で順次代謝され（水酸基が入る），活性型に変化する．

ルシウムを骨に沈着させる（石灰化ともいう）作用を促進します．ビタミンD活性型は，作用する組織に到着した後，そこの細胞核のDNAに作用してカルシウム代謝に関与するタンパク質の合成を促進します（図9.5）．以上のようにビタミンDの生理作用は，活性型ビタミンDに変化したのち核のタンパク質合成系に作用して，発現します．すなわち，活性型ビタミンDはホルモンのような作用を担っているといえます．

成人の場合，食事摂取基準は1日あたり5μgです．

9.6　ビタミンE

ビタミンE（図9.6）はネズミで抗不妊因子として発見されましたが，ヒトでは確かではありません．ビタミンEには酸化防止の作用があり，この酸化防止作用が細胞の膜系（第1章参照）を安定化します．抗不妊作用も膜の安定化に関与しているものと考えられています．

生物の細胞はいろいろな種類の構造物(オルガネラ)で構成されていますが，いずれも膜で包まれています．これらの生体膜は脂質（飽和脂肪酸と不飽和脂肪酸を含む）の層の中にいろいろなタンパク質が一定の割合で詰まった構造をしています．不飽和脂肪酸は生体膜の成分として重要です．膜が過酸化物や強力な酸化剤に曝されると不飽和脂肪酸が酸化されて膜の機能が損なわれることになります．不飽和脂肪酸のように酸化されやすい脂肪酸は，ビタミンEが一緒に存在すると酸化されにくくなります．ビタミンEは脂溶性なので，脂肪酸と混ざりやすく,その結果,不飽和脂肪酸の酸化を防ぐ作用も発揮されます．

それでは，ビタミンEはどれくらい摂取すればよいのでしょうか．ビタミンE（mg）は不飽和脂肪酸（g）との比率で0.4mg/gくらいが望ましいとされています．不飽和脂肪酸摂取量から計算して，さらに安全率をかけますと，成人の1日あたりビタミンEの食事摂取基準は8〜9mgとなります．

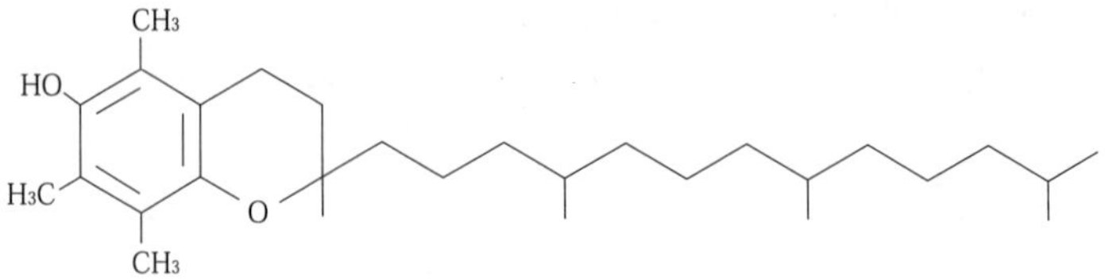

α-トコフェロール（ビタミンE）

図 9.6 ビタミンE

　ビタミンEには，α-トコフェロール，β-トコフェロール，γ-トコフェロール，δ-トコフェロールと，α-，β-，γ-，δ-トコトリエノールの8種がある。ビタミンEの作用はα-トコフェロールが最も強い．

第 10 章

ミネラルの食事摂取基準

10.1 日本人に不足しやすいミネラル

　ミネラルのうちで日本人に不足しやすいのは，カルシウム（Ca）と鉄（Fe）です．この両者のほか，マグネシウム（Mg），燐（P），クロム（Cr），モリブデン（Mo），マンガン（Mn），銅（Cu），亜鉛（Zn），セレン（Se），ヨウ素（I），ナトリウム（Na）とカリウム（K）についても食事摂取基準が決められています．

10.2 カルシウム（Ca）

　日本の気候風土の特徴は，雨が多く，しかも河川が急流になっているので，絶えず土壌が洗われていることです．そのために，日本国土の土壌中の可溶性 Ca は少なくて，飲料水もミネラル分の少ないおいしい水になっています．多くの日本人が，欧米諸国を旅してきて帰国後の最初に実感することは，日本の水がおいしいことでしょう．カルシウムや他のミネラルが少ない水を軟水といい，逆に欧米の水のようにカルシウムや他のミネラルの含有量も多い水は硬水と呼ばれます．

　日本の水道水はミネラル分が少ない軟水なので，お茶やコーヒーもおいしいし，紅茶などは冷めた後でもきれいな色をしています．欧米旅行中に，すこし放置した紅茶が薄い皮膜で覆われてくるのを体験された方も多いのではないでしょうか．こうなると味もよくありません．この皮膜は，紅茶のタンニンが水

中の鉄と結合してできたものです．この点，日本の水道水はほとんどの場合，軟水なので安心です．欧米では食器を洗った後，水滴をよく拭き取っておかないと，ミネラル分が乾いてシミとして残ってしまって困ることがあります．

乳（ミルク）には，幼動物が成長のために必要とする成分，なかでも歯牙や骨のためのカルシウムがたっぷりと含まれています．乳に含まれているカルシウムは大変吸収されやすい形になっていて，その吸収率がヒトでは約50％とされています．乳製品はカルシウム補給源として大変優れた食品なのです．この他に，カルシウム補給源としては，シラスや白魚などの小魚や，いわしのつみれのように骨ごと食べられるものが好ましい食品で，吸収率も30～40％です．大豆および大豆製品にもカルシウムが多く含まれており，豆類100gから100～200mgのカルシウムが摂取できます．吸収率は20～25％です．

10.2.1　カルシウムの体内濃度

日本人の成人では1日あたり600～650mgがカルシウムの食事摂取基準です．

食事中のカルシウムが600mgある場合，その内の200～250mgが吸収されますが，反対に腸管へ100～150mgほど分泌されますから，差引100～150mgが体内に取り込まれることになります．これらは細胞外液にカルシウムイオン（Ca^{++}）の形で存在していて，血液中の濃度は8.5～10.2mg/100mlになっています．これは10^{-3}Mと表せます（この値は，1リットル中に1ミリグラム分子あることを意味しています）．細胞外液のCa^{++}はNa^+（ナトリウムイオン）との交換によって細胞内に移送されます．

細胞内のCa^{++}の濃度は10^{-7}Mですから，細胞外液の1万分の1です．細胞外へ出るときには，低い濃度から高い濃度の所へ運び出されねばなりませんから，ATP（アデノシン三燐酸）のエネルギーを消費して，カルシウムポンプが作動します．カルシウムポンプというのは，カルシウムを低い濃度の場所から高い濃度の場所へ移動させるときに働く仕掛で，酵素が主体になっています．細胞のカルシウムは細胞内の小胞体に蓄積されます．筋肉が弛緩するときには，筋肉細胞質のカルシウムは小胞体に移行して細胞質内の濃度が下がる必要があります．ここでも，カルシウムポンプが働きます．

細胞内のCa^{++}はミトコンドリアとの間でも出入りします．カルシウムは骨・歯牙の構成成分として大量に必要ですが，その他にごく少量が細胞内代謝系で

代謝制御に関わっております．

細胞内のCa^{++}はこれら代謝系に関与しているため厳密に一定の濃度に保たれるよう制御されています．カルシウムの微妙な濃度はカルシウムチャンネルで調節されます．

細胞外液のカルシウムは1日あたり500mgが骨に沈着し，一方，骨から500mgが細胞外液に溶け出しています．健康な状態では，細胞外液と骨との間でカルシウムの出入りは平衡の状態にあるのですが，食物からのカルシウムの供給が不足すると，細胞内のカルシウム濃度を一定に保つ必要から，骨からのカルシウムのもち出しが増えてきます．この状態が永く続くと骨粗鬆（こつそしょう）症になるおそれがあります．

腎臓の糸球体で濾過されるカルシウム量は1日あたり5000mgにも達しますが，その大部分は尿細管で再吸収されますから，実際に尿中に排泄されるカルシウム量は100〜150mgです．これらのアウトラインを図10.1に示しました．

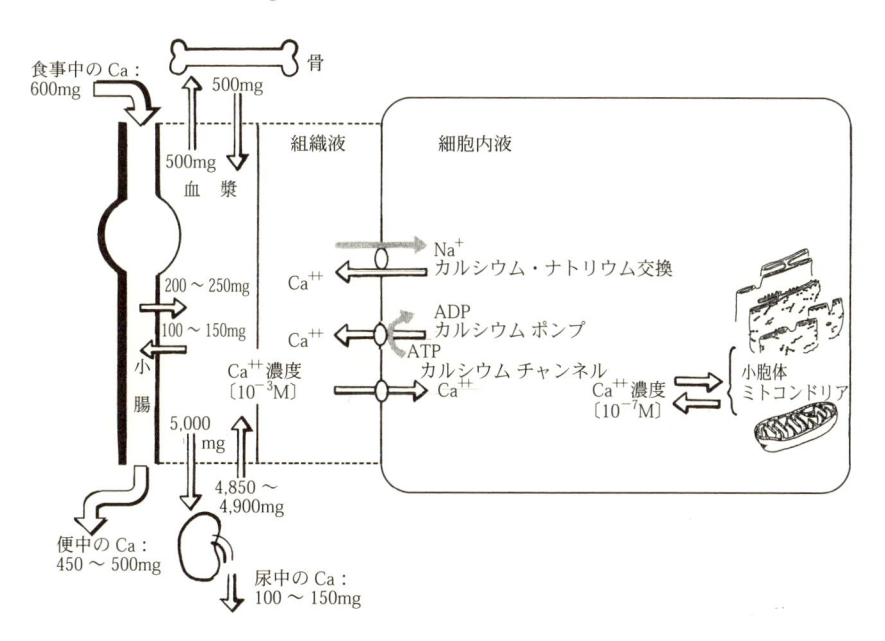

図10.1 カルシウム（Ca^{++}）の動き
数値は体重60kgのヒトを想定して，このヒトの1日あたりのカルシウムの吸収，配分，排泄量を表す．

ビタミンDのカルシウム代謝に対する作用については，62頁（図9.5）を参照してください．

10.3 鉄（Fe）

鉄は成人1日あたり約6.5mgが必要とされていますが，女子の閉経期以前では，1日あたり9mgが必要です．

鉄は血液のヘモグロビンや呼吸酵素系のチトクローム類を構成する元素です．これらは絶えず代謝回転を受けているので，鉄を含む化合物が体内で分解されたり，あるいは鉄が排泄された場合に，これらを補うために鉄の供給が求められます．

鉄が多く含まれている食品は肝臓や血あい肉やほうれん草の根部や海藻などです．特に豆類には大変多く含まれており，肉類と同様に100gあたり数mgの鉄が含まれています．ヘム鉄は吸収率が高いので，ヘモグロビンやミオグロビンの多い肝臓や赤身の肉は鉄分のよい補給源です．

鉄の吸収率は体内の鉄の貯蔵量によっても異なっていて，全く鉄の貯蔵量がない場合には吸収率が35％ですが，貯蔵量が多くなるに従って吸収率は減ってきます．非ヘム鉄（ヘムの形になっていない鉄）の吸収率は体内の鉄貯蔵量の少ないほど大きいし，また同時に食べる食事中の食肉成分やビタミンCの含有量の多い時ほど吸収率が大きくなります（表10.1）．

表10.1 鉄の吸収率

鉄の貯蔵量 (mg)	ヘム鉄の吸収率 (％)	非ヘム鉄の吸収率（％） 食事の内容*	
		①	②
0	35	5	20
250	28	4	12
500	23	3	8
1000	15	2	4

* 1回の食事あたり
 ①獣肉・赤身の魚肉（生）が30g以下，または，ビタミンCが25mg以下の場合．
 ②獣肉・赤身の魚肉（生）が90g以下，または，ビタミンCが75mg以上，または，獣肉・赤身の魚肉（生）が30〜90gであり，ビタミンCが25〜75mg含まれている場合．

10.3.1 鉄の存在の仕方

　鉄は体内ではヘム色素の中心に存在していて，電子のやり取りに関与しています．栄養素が代謝されてエネルギーとして利用されるときには，栄養素のもっている還元力が使われるのです．還元力は電子の流れとなって伝えられるのですが，代謝上の多くの局面で，ヘム色素の鉄原子が電子を受け取ったり引き渡したりという役割を担っています（図 10.2）．

　ヘムはタンパク質と結合して機能を発揮しており，ヘムタンパク質といいますが，次のように酸素運搬体・電子伝達体・酸化還元酵素の成分として生体中に多数存在しています．

　ヘモグロビン，ミオグロビンは酸素を運搬する機能をもっています．ヘモグロビンは赤血球に含まれていて，酸素や二酸化炭素を結合する能力があるため，細胞と肺胞の間で酸素と二酸化炭素の授受を司っています．ミオグロビンは筋肉中に含まれており，酸素との親和性が強くて，酸素の貯蔵機能に優れています．

　チトクローム b，チトクローム c は電子伝達体として呼吸酵素鎖の構成員になっています．細胞に見られる呼吸の現象は，呼吸酵素鎖の上を電子が流れることなのです．

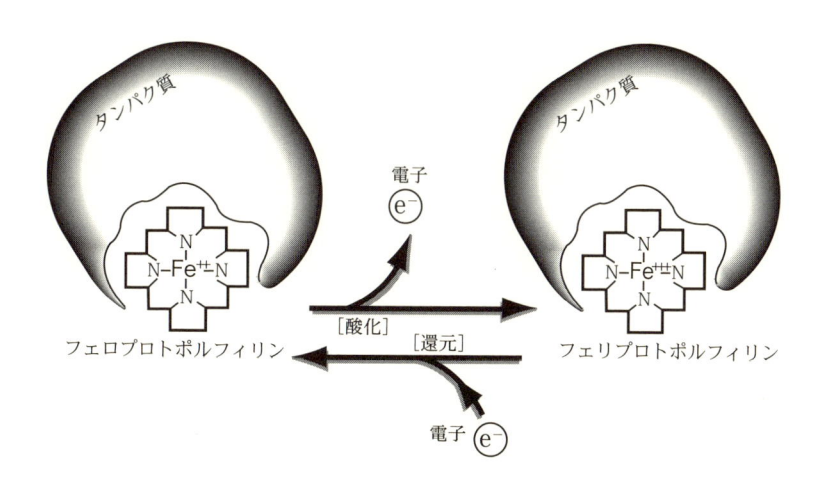

図 10.2　ヘムタンパク質における電子の授受

酸化還元酵素にはチトクローム c オキシダーゼがあり，ヘムを含んでいて，呼吸酵素鎖の一員として電子の授受を触媒しています．酸化還元酵素には，また，カタラーゼがあります．細胞中に発生した過酸化水素を分解する機能をもっています．

10.4 マグネシウム（Mg）

マグネシウムは，燐酸の代謝に必須の成分です．たとえば，糖質が燐酸化されたり ATP が代謝されるときに必要な因子です．慢性的にマグネシウムが不足すると虚血性心疾患の発症につながることもあるとされております．

通常の食事をしている場合は欠乏することはないのですが，日本人の食事摂取基準は 1 日あたり 270 〜 370mg です．

マグネシウムは，血液の組成としてナトリウムに次いで多い成分です．

10.4.1 マグネシウムの機能する部位

燐酸はマグネシウムと結合しやすい性質をもっています．自然界の鉱物にもマグネシウムと燐酸が結合したものはたくさん見られますが，生体中でも骨や歯などに存在しています．

ATP は燐酸を 3 個も連結しているので，マグネシウムの 2 本の腕で結合しやすいのです．ATP の関与する酵素がマグネシウムを必要としているのも同じ理由からです．マグネシウムを仲立ちとして ATP はスムーズに反応に関与します．

図 10.3 に，マグネシウムと燐酸の結合の様子を ADP と ATP の場合について模式化したものを示します．

10.5 カリウム（K）

ナトリウムの過剰摂取が高血圧症を発症させることもありますが，その場合カリウムとナトリウムの比が大切で，カリウムを比較的に多く摂取していますと，ナトリウム過剰の害が軽くなることが知られています．これは，カリウムがナトリウムと化学的に似た性質をもっているためです．

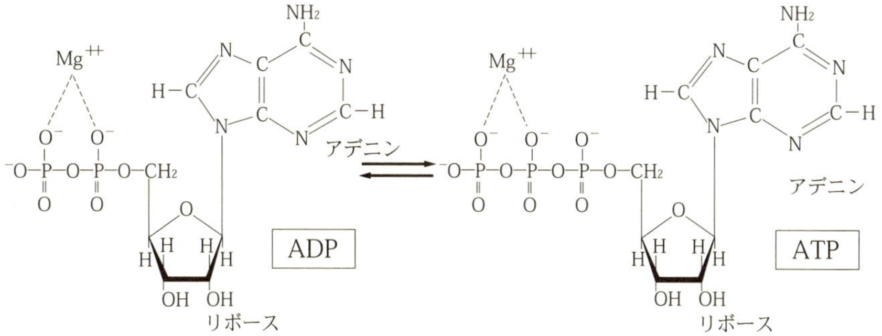

図 10.3 マグネシウム（Mg^{++}）と燐酸（$^-O-\overset{\overset{O}{\|}}{\underset{\underset{O^-}{|}}{P}}-O-$）の結合の様子

　図には ADP と ATP の場合を示しました．生体内の pH7 の環境では，ADP と ATP はおおよそ 1：1 の割合で存在しています．両者とも Mg^{++} と複合体を作っていますが，ATP に対する Mg^{++} の親和力は ADP に対する親和力の 10 倍ほど強いのです．

　カリウムは食品の加工過程において流出して減りますから，加工食品を頻繁に食べている人は，カリウム不足にならないように意識して，カリウムに富む食品を摂取する必要があります．

　カリウムは野菜や果物に多く含まれていますから，外食する機会の多い人は，付け合わせの野菜を食べるように心掛けましょう．

第Ⅳ部　栄養素の消化と吸収

第 11 章

栄養素の管腔内消化

11.1 概観

　私達が毎日食べている食物はいろいろな生物体（動物や植物や微生物など）に由来しています．そのために食物の成分がそのままの形で吸収されますと，私達の体内で抗原になってしまいます．食物の成分が抗原にならないための仕組みがあるのです．その仕組みは，消化管に備わった消化と吸収の機構のなかにあります．

　「消化」とは，消化管の中で大きな分子の栄養素（タンパク質・脂肪・多糖類など）を小さな分子の成分（たとえば，ペプチド・アミノ酸・脂肪酸・少糖類など）に分解することを意味します．「吸収」とは，消化によってできた小さな分子の成分や，ビタミン・ミネラル・水分を消化管腔（すなわち，体の外）から小腸の吸収細胞内へ取り入れることをさします．なお，実際には消化の最終段階と吸収は同時に起こっています．

11.2 唾液の機能と唾液内の酵素

　人体に備わった「消化」の機構は口から始まります．口の中の食物は，歯で細かく噛み砕かれながら舌の動きによって万遍なく唾液と混ぜ合わせられます．このとき，唾液でこねられて，食物の成分は唾液の中の消化酵素（表11.1）と十分に接触します．

　唾液には粘った成分であるムチンとともに，殺菌性のあるリゾチームという

表 11.1　唾液の組成

人の唾液の量：1～1.5 リットル/日
〔唾液の成分〕
水
酵素：アミラーゼ（主なもの）《デンプンを分解》
リゾチーム（僅か）《菌体壁やキチンを分解》
マルターゼ（僅か）《アミロースやマルトースを分解して
グルコースを生成》
ペルオキシダーゼ（僅か）《過酸化水素を分解》
リボヌクレアーゼ（僅か）《リボ核酸(RNA)を分解》
無機物：Na イオン，K イオン，Ca イオンなどを含む
有機物：ムチン，尿酸，アミノ酸，尿素などを含む
〔唾液の pH は，安静時では pH5～6，分泌の旺盛な時は pH～7.8〕

酵素が含まれています．リゾチームにはバクテリア（細菌）の細胞壁（外周の壁）を分解する活性があるので，食物に混じったバクテリア（細菌）も除かれます．動物が傷口をなめる理由がここに見られます．

唾液の主な酵素はアミラーゼ類で，でんぷんを分解してグルコースやマルトースを生じますから，ご飯を食べるときによく噛んでいると段々と甘味が増してきます．

砕かれた食物の塊は唾液に包まれて，粥のようになり滑りやすくなっています．その結果，粥状になった食物の塊が次から次へと胃に送り込まれていき，層状に積み重なります．胃内では，胃液と混ざり合うまでの間に，唾液のアミラーゼなどの酵素が食物成分の分解を続けます．

11.3　胃

11.3.1　胃液の分泌

胃に食物塊が入ってきますと酸性の消化液が降り注ぎます（表11.2）．胃には塩酸を分泌する仕掛けがあって，強い酸性の液がつくられています．食塩(塩化ナトリウム)の「塩素イオン」と水の「水素イオン」とから塩酸がつくられて分泌されているのです．塩酸の他に消化酵素の源になるものも分泌されています．すなわち，胃液には塩酸とともに酵素源であるペプシノーゲンが含まれます．この酵素源（ノーゲン）は，まだ消化する力をもっておらず塩酸（HCl）

による酸性の環境にさらされてはじめて活性化されます．活性型はペプシンと称されます．

11.3.2　胃の消化酵素

「ペプシノーゲン」には余分のアミノ酸が結合しています．この余分のアミノ酸が除かれる機構には，(1) 塩酸によって除かれる場合と (2) 生成したペプシンが作用して除かれる場合があります．「ペプシノーゲン」が活性化されて「ペプシン」となりますと，胃の中へ送り込まれてきた食物塊と接触し，ペプシンが作用可能な一部のタンパク質が分解され始めます．胃では，すべてのタンパク質が分解されるわけではありません．ペプシンは一定のアミノ酸の結合部位だけに作用するからです．その他の多くのタンパク質は小腸へ移送されてから別のタンパク質分解酵素によって消化されます．ここで注目されるのは，消化酵素源が細胞の中では不活性な状態になっていて，細胞外に分泌されて初めて活性化されるという点です．このようにして，胃粘膜の細胞が分解（消化）されてしまうという危険性が除かれています．胃液にはリパーゼも含まれていますが，酸性条件下ではあまり作用できません．

11.3.3　胃から分泌される消化管ホルモンの作用

食物塊が胃に送り込まれて胃壁に接触しますと，胃幽門部のG細胞からガストリンというホルモンが分泌されます．ガストリンの分泌は，食物塊が胃壁に触れることが刺激となって分泌されます．ガストリンは血流にのって胃体部に運ばれ，胃液の分泌を促します．胃粘膜の壁細胞から塩酸を，主細胞からペ

表 11.2　胃液の成分

人の胃液分泌量：2～3リットル/日
〔胃液の成分〕
水：99％
塩酸：0.2～0.5％
NaCl，KCl，燐酸塩：少量《Kイオンの濃度は血漿中よりも高い》
酵素：ペプシノーゲン《ペプシンに変換される》
　　　リパーゼ
　　　キモシン
有機物：ムチンなど
　　　　ホルモン類
〔胃液のpHは，1.0～1.5〕

プシノーゲンを分泌させます．ガストリンは胃上部と食道の間の筋肉を収縮させて胃腔を閉じたり，胃の運動を活発にして食物塊と胃液を十分に混ぜ合わさせます．副交感神経も胃の運動を促進します．

11.3.4　胃のはたらき

　食品にはいろいろな成分が含まれていますが，それらの中では，ビールやお酒のアルコール（エチルアルコール）は胃で吸収されます．しかし，それ以外の成分は，ほとんど吸収されません．口に入れたものの中で，一部の薬物だけが吸収されるにすぎません．

11.4　小腸

11.4.1　十二指腸への膵液と胆汁の分泌

　胃の中で消化作用を受けた食物塊は粥状になっていて，ごく少量ずつ十二指腸へと順々に送り込まれます．十二指腸は小腸の始まりで，しかも消化吸収が本格的に機能する部位です．十二指腸には膵臓からの管がつながっていて，アルカリ性の消化液が膵臓から分泌されます．また，十二指腸には胆管も開口していて胆汁も分泌されています．胆汁は肝臓の細胞でつくられ，肝臓の外にある胆嚢に蓄えられています．十二指腸に胃の内容物が送られてきますと，胆嚢が収縮して蓄えられていた胆汁が十二指腸へと分泌されるという仕組みになっています．胃から送り込まれてきた酸性の食物塊はここで中和されます．

11.4.2　十二指腸で分泌される消化管ホルモンの役割

　十二指腸に内容物が接触したとたんに，消化管ホルモンの一つ，セクレチンがS細胞から分泌されて，膵臓の重炭酸イオン（炭酸水素イオン）の分泌を促し，胃酸の分泌を抑えようとします．食物中の脂肪酸などの脂質は十二指腸粘膜中のI細胞から消化管ホルモンのCCK-PZ（コレシストキニン - パンクレオザイミン，cholecystokinin-pancreozymin の略号）を分泌させます．CCK-PZ は，胆嚢を収縮させて胆汁を分泌させ，膵臓に作用して膵臓酵素の分泌を促します．

11.4.3 膵液に含まれる成分

膵液にはアルカリ性成分の他にいろいろな消化酵素が含まれております（表11.3）．なかでも，タンパク質分解酵素は胃のペプシンと大変よく似ており，不活性型で分泌されて消化管腔の中で活性化されます（図11.1）．

表 11.3 膵液の組成

人の膵臓からの膵液の分泌量は，700ml 以上／日
〔成分〕
水
酵素：トリプシノーゲン《トリプシンに変換される》
　　　キモトリプシノーゲン《キモトリプシンに変換さる》
　　　プロカルボキシペプチダーゼ《カルボキシペプチダーゼに変換される》
　　　α-アミラーゼ《でんぷんを分解》
　　　リパーゼ《脂質を分解して脂肪酸を生成》
　　　コレステロールエステラーゼ《コレステロールエステルに作用して脂肪酸とコレステロールを生成》
　　　リボヌクレアーゼ《リボ核酸（RNA）を分解》
　　　デオキシリボヌクレアーゼ《デオキシリボ核酸（DNA）を分解》
　　　コラゲナーゼ《コラーゲンを分解》
有機物質：酵素以外の少量のタンパク質
無機物質：ナトリウムイオン(Na^+)，カリウムイオン(K^+)，塩素イオン(Cl^-)，炭酸水素イオン(HCO_3^-)　｝（主な成分）
　　　　　カルシウムイオン(Ca^{++})，亜鉛イオン(Zn^{++})，燐酸イオン($PO_4^{\equiv}$)，硫酸イオン($SO_4^{=}$)　｝（少量の成分）
〔膵液の pH は，7.5〜8.0〕

11.4.4 不活性型酵素から活性型酵素への変換

膵液に含まれている酵素は，タンパク質を分解する酵素，糖質を分解する酵素，脂質を分解する酵素です．これらの作用については後述しますが，ここでは，不活性な状態のタンパク質分解酵素の活性化について，図11.1で説明いたします．タンパク質分解酵素が分泌されるときは不活性型になっていて，トリプシノーゲン，キモトリプシノーゲンなどといわれます．「……ノーゲン」と称されるものには，「活性型酵素」に「いくつかのアミノ酸が結合」していて，消化酵素としての力が隠されています．これらいくつかの余分なアミノ酸が取り去られますと，酵素は活性型に変身してタンパク質を分解するようになります．

①胃液：ペプシノーゲン ─→ ペプシン ＋ 44アミノ酸
　　　　（不活性型）　　　　（活性型）　　（切断片）
　　　　　塩酸（HCl）やペプシン（酵素）

②膵液：トリプシノーゲン ─→ トリプシン ＋ 6アミノ酸
　　　　（不活性型）　　　　（活性型）　　（切断片）
　　　エンテロキナーゼ（酵素）またはトリプシン（酵素）

③膵液：キモトリプシノーゲン ─→ キモトリプシン ＋ 2アミノ酸
　　　　（不活性型）　　　　　　（活性型）　　　（切断片）
　　　　トリプシン（酵素）またはキモトリプシン（酵素）

④膵液：プロカルボキシペプチダーゼ ─→ カルボキシペプチダーゼ ＋ 40アミノ酸
　　　　（不活性型）　　　　　　　　　（活性型）　　　　　　　（切断片）
　　　　　　　　　トリプシン（酵素）

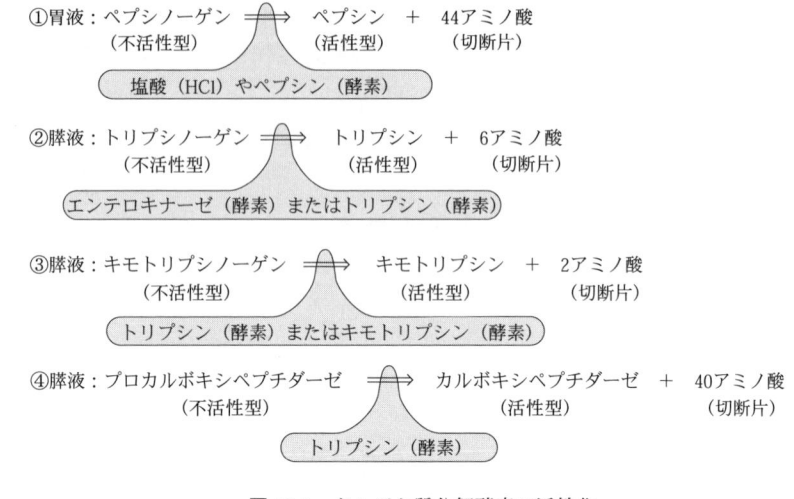

図 11.1　タンパク質分解酵素の活性化

胃液には1種，膵液中には3種類のタンパク質分解酵素が含まれている．これらは分泌されるまでは不活性型になっていて「＊-ノーゲン」とか「プロ-＊」といわれている．いろいろな因子や条件下で，あるいは活性化酵素の作用を受けて活性型酵素に変換される．

11.4.5　胆汁の成分

　胆汁にはコレステロールから生産された胆汁酸という成分が含まれています．コレステロールは身体にとってなくてはならない大切な物質で，細胞膜の補強成分として機能したり，ステロイドホルモンの原料になったりしていますが，一部分は胆汁酸になります．コレステロールは胆汁酸に変身する前に大幅に変形します．なお，コレステロールはアルコールの一種なので「……（オ）ール」と呼びますが，これが酸化されたものが胆汁酸です．胆汁酸をアルカリ性の溶液に加えますと，「酸基」部分が陰イオンとして親水性を示します．酸基はいろいろな陽イオンで中和されます．「酸基」以外の部分は水にはなじみにくく疎水性を示します．一分子の中に親水性部分と疎水性部分があるものは水と油の境界面にはまり込みやすく，石鹸や洗剤のような界面活性作用が生じます．界面活性作用が食物中の油脂成分と消化液とを十分に接触させて，消化をスムーズにさせます．胆汁に含まれる陽イオンはナトリウムイオンやカリウムイオンなどの強い塩基であり，それらに結合する胆汁酸（陰イオン）は弱い酸なので，胆汁は全体としてアルカリ性になっています．

この「ナトリウムイオン」は塩化ナトリウム（食塩）から供給されたものです（表11.4）.

表 11.4 胆汁の成分

［成　分］	化 学 式	濃　　度	（グラム/リットル）	
胆汁酸		3〜15mM	(1〜6)	(注1)
レシチン		140〜180mg/dl	(1.4〜1.8)	(注2)
コレステロール	$C_{27}H_{46}O$	2〜20mg/dl	(0.02〜0.2)	(注3)
ビリルビン	$C_{33}H_{36}N_4O_6$	1〜2mM	(0.59〜1.17)	(注4)
ナトリウムイオン	Na^+	141〜165mM	(3.2〜3.8)	
カリウムイオン	K^+	2.7〜6.7mM	(0.11〜0.26)	
塩素イオン	Cl^-	77〜117mM	(2.7〜4.2)	
炭酸水素イオン	HCO_3^-	12〜56mM	(0.73〜3.4)	
その他		若干量		(注5)

注1：炭素数が24個のステロイドで，コレステロールから生合成される．主要成分はコール酸とケノデオキシコール酸である．これらは胆汁中では，グリシン（アミノ酸）やタウリンと結合した抱合型（抱合胆汁酸）になっており回腸から再吸収される．これを「腸肝循環」という．

注2：燐脂質（複合脂質）の一種．ジグリセリドに燐酸とコリンが結合したものを指す．

注3：体内のコレステロールの一部分が分泌されるが，いく分かは胆汁から再び吸収される（「腸肝循環」）．

注4：老廃した赤血球などのヘモグロビンが分解されるとき、ヘモグロビン成分のプロトポルフィリン（ヘム）が代謝されて生成したもの．

注5：有害成分なども排泄されるが，濃度はまちまちである．

第12章

タンパク質・糖質・脂質の消化吸収

12.1 タンパク質の消化吸収

　前章では消化液について概観しましたが，消化液に含まれる酵素にはいろいろなものがあります．酵素は，ある特定の化合物にだけ作用できるという高い特異性（これを基質特異性という）をもっていますから，食物中のいろいろな成分（栄養素）を消化するためには多種類の酵素が必要です．
　消化には管腔内消化と膜消化がありますが，まず管腔内消化が行われ，次いで小腸吸収細胞の微絨毛膜での膜消化が行われます．
　栄養素の内の主要なものはタンパク質，糖質，脂質の3種類ですが，まずタンパク質の消化・吸収について，見ていきましょう（図12.1）．

12.1.1 タンパク質分解酵素（消化酵素）の特徴
　タンパク質は20余種類のアミノ酸が何百個もいろいろな順位に結合してできた大きな分子ですから，タンパク質の種類は多数あります．タンパク質分解酵素はタンパク質の種類毎に決まっているのではなくて，いろいろなタンパク質を通して，ある特定のアミノ酸が配列した部位に作用するようになっています．種類が異なるタンパク質でもアミノ酸の配列が同じであれば同一のタンパク質分解酵素が作用できるのです．
　胃から分泌されて生成されたペプシン，膵臓から分泌されて生成されたトリプシンやキモトリプシンやカルボキシペプチダーゼなどは，それぞれにタンパク質の鎖の中で，ある特定のアミノ酸が結合した部位を切断します．

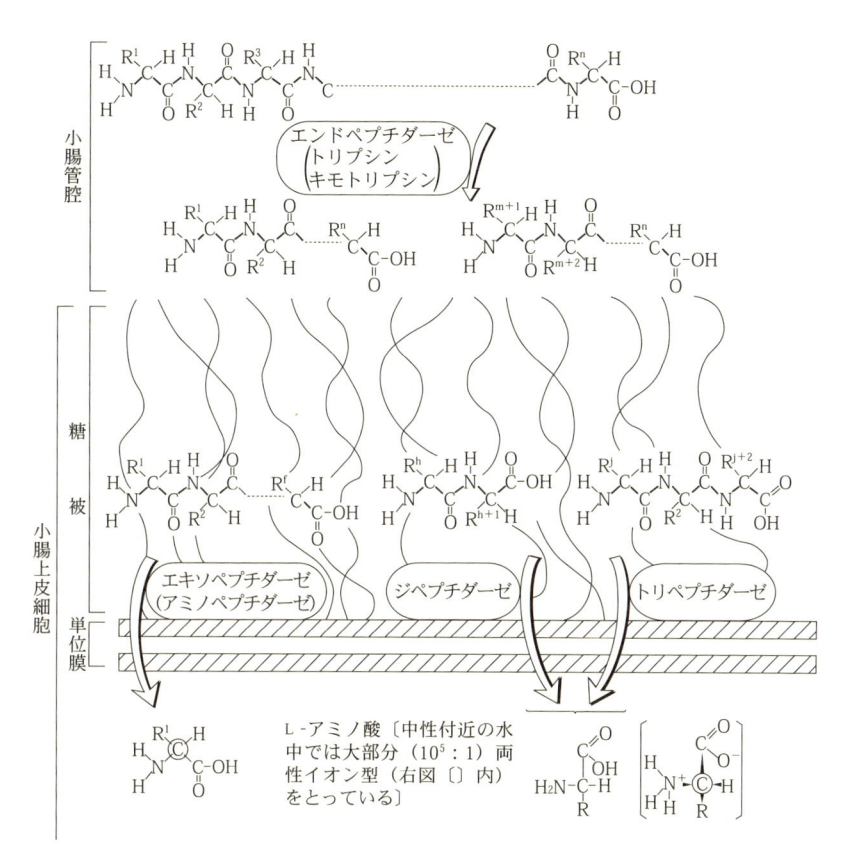

図 12.1 タンパク質の消化・吸収 [片山洋子・片山眞之：保健栄養学（杏林書院）]

12.1.2 タンパク質を消化する酵素の性質

　タンパク質の管腔内消化に関与する酵素について，主なものは，ペプシン，トリプシン，キモトリプシン，カルボキシペプチダーゼですが，これらが作用する箇所はそれぞれ違っています（図 12.2）.

　なお，タンパク質を構成するアミノ酸は 20 余種であり，これらには親水性の性質をもったものと疎水性の性質のものとがあります．また，芳香族アミノ酸と非芳香族のアミノ酸とに分けることもできます．芳香族アミノ酸というのは，ベンゼン核といわれる形をもったアミノ酸のことで，フェニルアラニン，チロシン，トリプトファンなどを指します．また別の観点から，塩基性アミノ

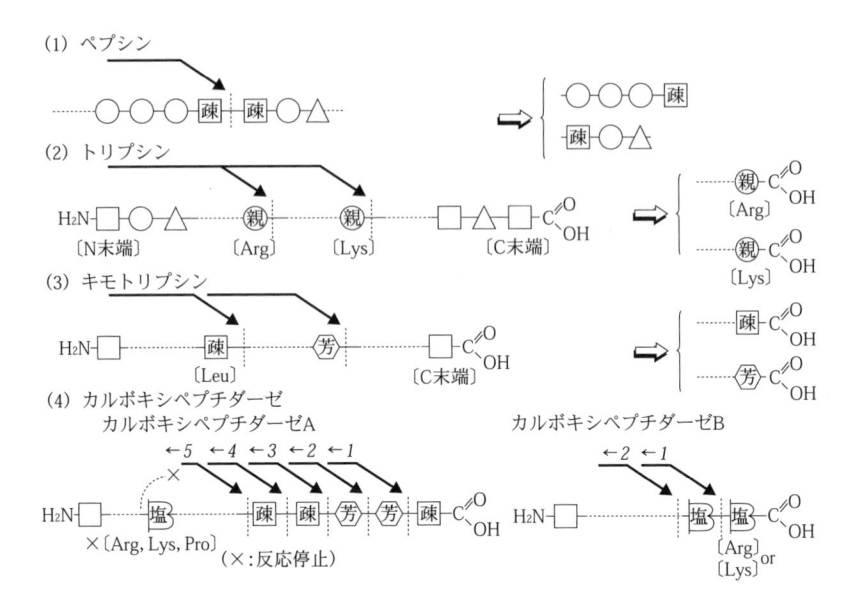

図12.2 タンパク質消化酵素の特性（図12.3の符号を使用しております）
タンパク質を消化する酵素が作用する箇所は酵素によってそれぞれ異なります．
←1, ←2, ……は反応の進行順序を表す．

酸，酸性アミノ酸，中性アミノ酸，イミノ酸などのアミノ酸に分類することもできます（図12.3）．

1) ペプシン（図12.2の(1)）

胃液の「ペプシン」が作用するタンパク質の部分は主に疎水性のアミノ酸が結合した部分です．ペプシンで切断（加水分解）される箇所，つまり消化される箇所は，限定されていない比較的広い範囲といえるでしょう．

2) トリプシン（図12.2の(2)）

膵臓から分泌される「トリプシン」は，タンパク質の鎖を構成するアミノ酸の内でアルギニンおよびリジンが結合している部分のC末端側にだけ作用して消化します．

トリプシンは，膵臓から分泌されたままの不活性なタンパク質分解酵素を限定的に部分分解して活性化させます．その不活性な酵素にはキモトリプシノーゲンやプロカルボキシペプチダーゼがあります．

トリプシンは自身の前身である不活性型のトリプシノーゲンを限定的に部

図12.3 タンパク質を構成するアミノ酸の種類と分類

疎水性アミノ酸 (疎)	記号	別の分類
アラニン	Ala	
バリン	Val	
ロイシン	Leu	
イソロイシン	Ile	
メチオニン	Met	含硫黄アミノ酸
フェニルアラニン	Phe	
トリプトファン	Try	芳香族アミノ酸 (芳)
チロシン	Tyr	
プロリン	Pro	特別なアミノ酸 (*)
システイン	Cys	含硫黄アミノ酸
グリシン	Gly	

親水性アミノ酸 (親)	記号	別の分類
アスパラギン酸	Asp	酸性アミノ酸 (酸)
グルタミン酸	Glu	
ヒスチジン	His	
リジン	Lys	塩基性アミノ酸 (塩)
アルギニン	Arg	
セリン	Ser	
トレオニン	Thr	中性アミノ酸 (中)
アスパラギン	Asn	
グルタミン	Gln	

（*）タンパク質鎖が立体構造になるとき，プロリンがある箇所で折れ曲がりが生じる．ペプチド鎖の上のシステインは他のペプチド鎖上のシステインと－S－S－の形をとって架橋する．グリシンは2種類の規則構造（アルファ構造，ベータ構造）の境目にあることが多い．

分分解して活性型のトリプシンにも変換します．

　また，トリプシンは複合脂質を加水分解する酵素の不活性型（プロホスホリパーゼ）を限定的に部分分解して活性型（ホスホリパーゼ）に変換します．

3）キモトリプシン（図12.2 の（3））

　キモトリプシンは芳香族アミノ酸のC末端側を特異的に消化します．また，ロイシンなどのC末端側を消化することもあります．

　キモトリプシンは，自分の前身である不活性型のキモトリプシノーゲンを限定的に部分分解して活性型キモトリプシンに変換します．

4）カルボキシペプチダーゼ（図12.2 の（4））

　カルボキシペプチダーゼには2種類あります．その内でカルボキシペプチダーゼAはタンパク質のC末端側から順次加水分解して芳香族アミノ酸と疎水性アミノ酸を遊離しますが，塩基性アミノ酸であるアルギニン，リジンや，プロリンがあるとそこで反応が止まってしまいます．一方，カルボキシペプチダーゼBは加水分解して塩基性アミノ酸（アルギニンやリジン）を遊離します．

12.1.3　終末消化と吸収

　管腔内消化の過程で，消化酵素の作用を受けて食物のなかの大きなタンパク質がアミノ酸数個以下の小さな分子（オリゴペプチド，トリペプチド，ジペプチドなど）になり，小腸吸収細胞の表面に近づきます．

　小腸吸収細胞の微絨毛膜にはエキソペプチダーゼやトリペプチダーゼ，ジペプチダーゼがあって，各々オリゴペプチド，トリペプチド，ジペプチドをアミノ酸の単位にまで分解して，直ちに吸収します．アミノ酸の吸収経路には，塩基性アミノ酸，酸性アミノ酸，中性アミノ酸，イミノ酸などの各タイプに特有な担体があって，それぞれに結合して特有な輸送経路で吸収されます．

　このように，終末消化と同時に吸収される過程を「膜消化」といいます．また，ペプチドのまま吸収されるものもあります．

12.1.4　吸収されたアミノ酸は身体内のアミノ酸プールへ

　生物体は様々な種類のタンパク質を含んでおり，多くの場合，それぞれが生物の種を通して共通の機能をもっています．しかし，これら共通の機能をもったタンパク質も生物の種ごとに少しづつ異なっています．生物体は自分自身に固有のタンパク質をアミノ酸から合成しているのです．

　食物中に含まれるタンパク質は，摂取されると消化管で消化吸収されます．すなわち，栄養素として摂取されたタンパク質はアミノ酸にまで分解されてから吸収され，体内のアミノ酸プールに入ります．個々の生物体はアミノ酸プールから必要なアミノ酸を供給されて自身に固有なタンパク質を合成しています．

12.1.5　動物の消化管におけるタンパク質分解酵素の挙動

　タンパク質の分解には，タンパク質分解酵素が関与しています．生物体はタンパク質を主要な成分としているので，タンパク質分解酵素を生成する生物体自身も作用を受けます．このジレンマを避けるために生物体には巧妙な仕掛けが備わっています（図12.4）．

　その1は，タンパク質分解酵素が，細胞内に存在する間は作用しにくいように粒子（顆粒）の中に閉じこめられている場合です．細胞が死んでこの粒子（顆粒）が壊れると中にあったタンパク質分解酵素が細胞内に散らばっていろいろ

第12章　タンパク質・糖質・脂質の消化吸収　　87

(1) 分解酵素が作用しない状態 → 分解酵素が作用する状態

(2) 不活性型 → 活性型

(3) 不活性型 [活性化因子] → 活性型 [活性化因子]

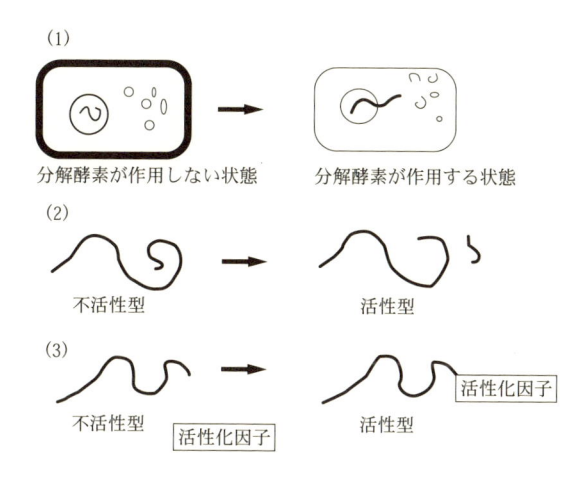

図 12.4　タンパク質を分解する酵素の作用発現

な構造を壊してしまうことになります．この現象は自己消化と呼ばれます．

　その2は，酵素が不活性な状態（不活性型酵素）で存在していて，酵素作用を発揮することが必要になって初めて活性型の酵素に変換するものです．

　その3は，酵素活性が作動するときに必要な活性化因子が供給される場合です．酵素作用が発揮される局面になると，別の場所にある活性化因子が酵素のところへ運ばれるものです．

12.2　糖質の消化吸収

　糖質（炭水化物）の内で主要なものはでんぷんです．でんぷんにはアミロペクチンという枝分かれのあるタイプとアミロースという直鎖状のタイプのものがあります．

　アミロースとアミロペクチンは無数のグルコース（ぶどう糖）が α（アルファ）結合によって結合した鎖です．両者とも直線状の鎖は α-1, 4-結合といわれる結合をしており，アミロペクチンの枝分かれ部分は α-1, 6-結合といわれる形をしています．

12.2.1 アミロース・アミロペクチンの消化

消化液中のアミラーゼはこの α 結合を切断するもので，エンド型といわれるタイプの α-アミラーゼです．α-アミラーゼはアミロースやアミロペクチンの鎖の内部のほうにまで作用して α-1, 4-結合を消化するもので，グルコースを 1 個～数個の単位で切断します．

エンド型に対してエクソ型があり，鎖の端から順次切断するものです．

イソマルトースはアミロペクチンの枝分かれの部分から生じたものです．

管腔内消化の過程において，でんぷん（アミロースやアミロペクチン）にアミラーゼが作用してマルトース（グルコースが 2 個結合）やイソマルトース（グルコースが 2 個結合）が生成し，小腸吸収細胞に到達します（図 12.5）．また，食事や間食によって摂取されたスクロース（蔗糖）やラクトース（乳糖，乳に含まれる糖）も管腔から小腸吸収細胞に接近します．

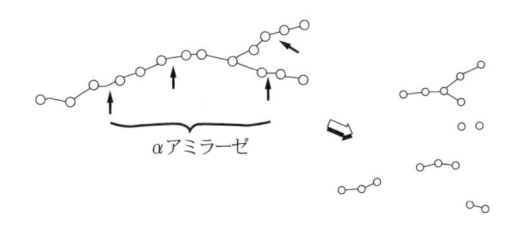

図 12.5 糖質の管腔内消化

12.2.2 糖質の終末消化と吸収

糖質の膜消化には，小腸吸収細胞の微絨毛膜に局在するマルターゼ，イソマルターゼ，スクラーゼ，ラクターゼが関与します．

マルターゼはマルトースを消化して 2 個のグルコースを生成し，これらは直ちに吸収されます．イソマルターゼはイソマルトースを消化して 2 個のグルコースを生成し，これらも直ちに吸収されます．

スクラーゼはスクロースを消化してグルコースとフルクトース（果糖）を生成し，ラクターゼはラクトースを加水分解してグルコースとガラクトースを生成します．これらのグルコース，フルクトース，ガラクトースは直ちに吸収されます（図 12.6）．

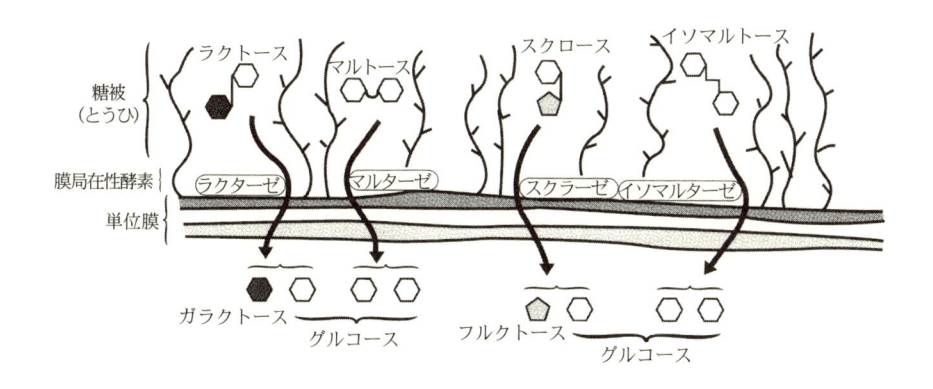

図 12.6　糖質の膜消化

12.3　脂質の消化吸収

　脂質の消化・吸収には胆汁の役割がきわめて大きく，なかでも胆汁酸の界面活性作用が重要です．脂質は水に分散し難いので，消化管腔内では胆汁成分の助けをかりて水に分散されやすくされています．胆汁の成分によって消化および吸収がスムーズに行われます．

12.3.1　脂質の乳化と消化吸収

　食事中の脂肪は天ぷら油やサラダ油として摂取されますが，その成分は，大部分がトリグリセリド（1分子のグリセリンに3分子の脂肪酸が結合している）であり，これを中性脂肪（中性脂質，単純脂質）といいます．
　中性脂質は十二指腸に達すると胆汁と膵液のリパーゼによる消化作用によってモノグリセリドと脂肪酸になり，それらが胆汁酸の混合ミセルをつくります．モノグリセリドと脂肪酸は小腸吸収細胞に吸収されます．また，複合脂質はホスホリパーゼの作用を受けて脂肪酸を分離します．
　小腸吸収細胞に吸収された脂肪酸は，この細胞で再びトリグリセリドに再合成され，カイロミクロンの中に組み込まれて，リンパ管に入ります．次いで，静脈血管系から心臓を経て全身に循環されます．

脂質はカイロミクロンに組み込まれて肝臓にまで運ばれ，肝細胞で分解されて脂肪酸になり，さらに，第14章に述べる経路で代謝されます．

これら生成物は「胆汁酸 - 脂肪酸 - モノグリセリド」の混合ミセルとなって乳化され小腸吸収細胞の微絨毛膜へ到達します（図12.7）．

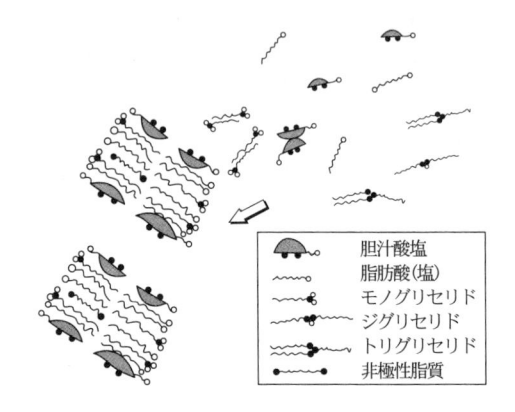

図 12.7 脂質の乳化

12.3.2 脂質の吸収

小腸吸収細胞の微絨毛膜には脂質路という経路があり，ここへ到達した混合ミセル（「胆汁酸 - 脂肪酸 - モノグリセリド」）から脂肪酸とモノグリセリドがはずれて，拡散によって吸収細胞に取り込まれます（図12.8）．

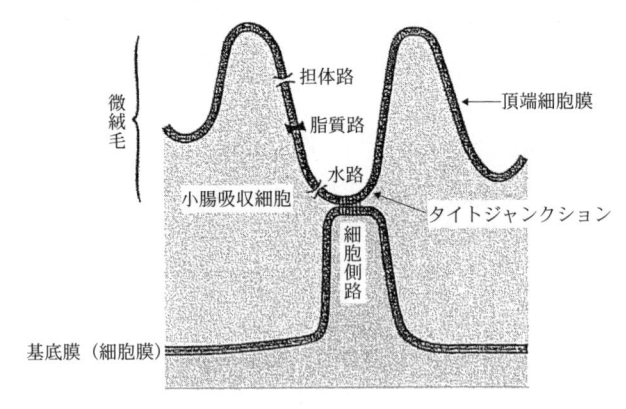

図 12.8 栄養素の吸収路

第 13 章

物質の移動

13.1 概観

　生物体の基本は細胞ですが，細胞の周囲は膜で包まれており，細胞内にもいろいろな粒子（オルガネラ，細胞内小器官という）が存在していてやはり膜で包まれています（第 1 章）．細胞自体やいろいろな細胞内小器官は，必要な物質だけを外部から取り入れる必要があり，また不必要な物質は入ってこないようにして排除しなければなりません．

　消化管から吸収された栄養素は血液によって運ばれていろいろな細胞へと分配されます．細胞の表面に到着した栄養素は細胞中に取り込まれます．この時，各細胞や細胞内小器官は必要とする栄養素の種類に従っていろいろな方式で細胞の膜を通過させ，あるいはさらに細胞内小器官の中に取り込んで代謝しています．

　一方，多数の細胞が集まった多細胞生物では，同じ種類の細胞の集合体（組織など）内の細胞間で物質が移動します．

13.2 「受動輸送」

　拡散による物質の移動を指します．濃い砂糖水の上へ薄い砂糖水を静かに重ねて，しばらく放置しておきますと，やがて全体が同じ濃度の砂糖水になってしまいます．このように自然界の物質は，濃度の濃いほうから薄いほうへと移動しますが，このような移動を「拡散」といいます．

生体膜は表面の親水性部分の内側に疎水性の部分をもっていますから，この部分を通過するとき，物質の種類によってそれぞれに異なる3種類の方式で通過します．これらは，濃度勾配に従って，エネルギーを供給しなくても移動できるので「受動輸送」といわれます．

13.2.1 疎水性物質の移動

膜で仕切られた「区画」があり，疎水性の小さな物質（分子）「B」が，この「区画」を取り囲む膜の表面に接近してきたとします．「区画」内のほうが「区画」の外側よりも，「B」の濃度が薄いと，「B」は膜にしみ込んで膜内（の芯部分）の疎水性部分を拡散してゆき「区画」内部へ入って行きます．酸素や二酸化炭素などの気体も同じように入って行きます．（図13.1 (1)）．水も少量は拡散によって膜を透過できますが大部分は次の方式図13.1 (2-i) によります．

13.2.2 水やイオンの移動

(i) 小孔を移動する水の分子

生体膜の芯の部分には疎水性部分があるために，水や水に溶けた親水性の物質は小さな形のものでも直接には生体膜を通過し難くなっています．

水が膜を通過するときには生体膜に開いた特別な小さな孔を通ります（図13.1 (2-i)）．水を通す小さな孔はタンパク質でつくられていて，この孔を濃度の薄い溶液側（すなわち，水の比率（濃度）が高い側）から濃い溶液側（すなわち，水の比率（濃度）が低い側）へと水が移動します．この小孔を「水チャンネル」とか「アクアポリン」といいます．

(ii) イオンチャンネル

いろいろなイオンが通過する特定のチャンネルがあります．このチャンネルはタンパク質でできた通路です．いろいろな信号を受けてチャンネルの入り口が開閉します．イオンはイオン濃度や電位差に従って「受動的に」移動します（図13.1 (2-ii)）．代表的なイオンチャンネルには「K^+チャンネル」などがあります．イオンが移動すると，その結果として膜をはさんで電位差が生じます．

13.2.3　解離していない親水性の小分子の移動

　アミノ酸やグルコースのような親水性の小分子は，濃度の濃い側から薄い側へと移動するとき，特定のタンパク質と結合して膜内を通過します．このタンパク質を「単一輸送体」といい，それぞれのアミノ酸やグルコースに特有のものが存在します（図13.1（3））．

　アミノ酸やグルコースが濃い側から薄い側へと濃度に従って移動するので「促進輸送」と称されます．グルコースを輸送する担体として，ほ乳類の細胞にはGLUT1があります．

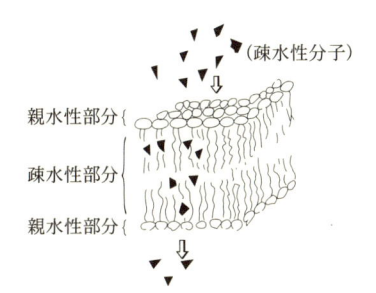

(1) 小さい疎水性物質は膜構造体の芯の疎水性部分を拡散によって移動します．

(2-i) 親水性物質のうちで，いろいろなイオンが輸送される特定のチャンネルがあります．水は主として水路（水チャンネル，アクアポリンともいう）を通過します．

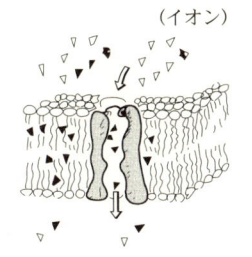

(2-ii) イオンは，特定のイオンチャンネルを通ります．

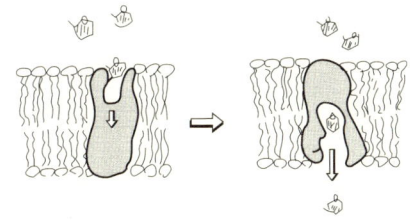

(3) 親水性でイオンになっていない糖類などは特定の担体に結合して移動します．

図 13.1　受動輸送
膜（膜構造体）を横切って，濃度の高いほうから低いほうへと物質が移動します．

13.3 「能動輸送」

物質を濃度の低いほうから高いほうへ移動させる場合を指します．

物質を濃度や電位に逆らって，低い濃度（や電位）側から高い濃度（や電位）側へ移動させたい時，濃度や電位に逆らって移動させるためのエネルギーが必要です．この場合，エネルギーを供給しなければ「物質移動」ができないので，「能動輸送」といいます．

膜の「物質輸送」の箇所にエネルギーを供給する方式には以下のように 3 種類あります．

13.3.1　ATP 依存性ポンプ

ATP の分解と共役してエネルギーを利用する方式です．

生体中でエネルギーが必要とされる場合，たいていは，ATP のエネルギーが利用されます．ATP が分解されて ADP が生じるとき，大きなエネルギーの落差が生じます．この落差分のエネルギーを利用するとかなりの仕事をすることができるからです（図 13.2 (1)）．

これを利用するためには，ATP 分解酵素（ATP アーゼ）と物質輸送系とが隣接している必要があります．この連携を「共役」といい，「共役機構」をつくって機能しています．これらの「共役機構」をポンプといい，4 種類があります．イオンだけを輸送する P 型ポンプ，V 型ポンプ，F 型ポンプと，イオンと低分子物質の両方を輸送する ABC 型輸送体スーパーファミリーです．

13.3.2　「等方輸送」

「濃度勾配や電位差に従って移動するイオン」に連動しています．

「区画」外に濃度の高いイオン「A」がある場合，「A」は濃度の低い「区画」内へと入って行こうとします．また，「区画」の内外で電位差がある場合にも電位差に従ってイオンが移動します．これらの動きと連結されていると，物質（分子）「B」が「B」濃度の高い「区画」内部へと移動することができます．イオン「A」と物質「B」の移動方向が同じなので「等方輸送（シンポート）」といいます．イオンや他の小さい分子の輸送を連動させています（図 13.2(2)）．

13.3.3 「対向輸送」

「濃度勾配や電位差に従って移動するイオン」に連動する場合です．「区画」内に濃度の高いイオン「A」がある場合，「A」は濃度の低い「区画」外へと出て来ようとします．区画内のほうの電位が高い場合にもイオンは「区画」外へ出て行こうとします．この「A」の移動しようとする力と連結されていると，物質（分子）「B」が「B」濃度の高い「区画」内部へと移動することができます．イオン「A」と物質「B」の移動方向が逆方向なので「対向輸送（アンチポート）」といいます．「B」がイオンの場合と他の小分子(低分子)の場合とがあります(図13.2（3））．

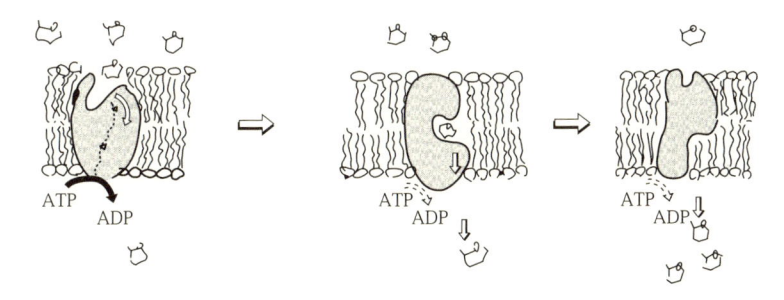

(1) ATPの分解と共役してその時のエネルギーを利用して輸送される場合．

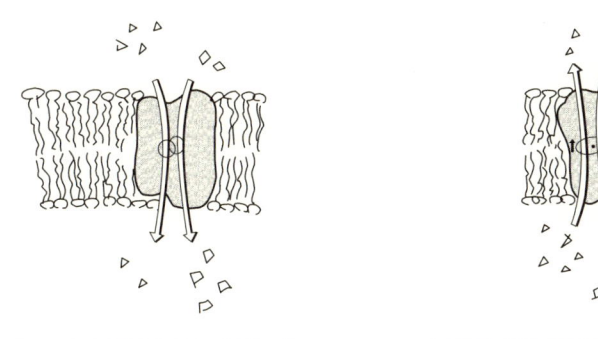

(2)「等方輸送」「濃度勾配や電位差に従って移動するイオン」に連動して同方向へ輸送される場合．

(3)「対向輸送」「濃度勾配や電位差に従って移動するイオン」に連動して逆方向へ輸送される場合．

図 13.2 能動輸送
膜（膜構造体）を横切って，濃度の低いほうから高いほうへと物質が移動（輸送）する場合です．

13.4　エンドサイトーシス

　膜構造がくびれて物質を包み込み，中に包まれた物質を「細胞内」や「区画内」へ取り込んだり，「細胞外」や「区画外」へ排出したりする方式があります．物質を細胞内へ取り込む場合にはエンドサイトーシスといい，「液体」を取り込む場合と「固体」を取り込む場合とがあります（図 13.3）．細胞外へ排出する場合をエクソサイトーシスといいます．

13.4.1　ピノサイトーシス
　「液体」を取り込むことを飲作用「ピノサイトーシス」といい，多くの種類の細胞で見られます（図 13.3（1））．

13.4.2　ファゴサイトーシス
　「固体」を取り込むことを食作用「ファゴサイトーシス」といいます．固形物の大きさは 1 μm ほどのもので白血球が物質を取り込むときに見られます．同じようなファゴサイトーシスの例が細網内皮系細胞*でも見られます（図 13.3（2））．
　ファゴサイトーシスの見られる細胞の種類は限られています．

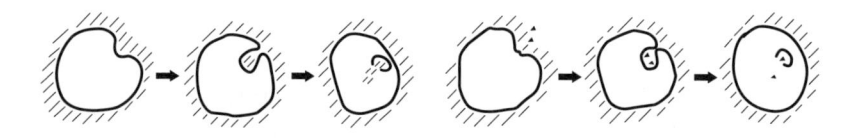

(1)ピノサイトーシス　液体を取り込みます．　　(2)ファゴサイトーシス　固体を取り込みます．

図 13.3　エンドサイトーシス

＊脾臓・リンパ節・骨髄・肝臓において血流・リンパ流に接する場所に存在し，免疫に関与する特殊な細胞．

13.5　細胞間隙の「密着結合」と細胞同士の間の「ギャップ結合」

高等動物や高等植物などは多数の細胞からできていますから，個体と外界との境界や，組織や臓器内外の境界には一定の細胞層があります．これら細胞層の内と外との物質のやり取りは，細胞膜を通過して行われる場合と細胞間隙を通って行われる場合とが考えられます．しかし，通常は細胞同士が部分的に強固に結合されて「密着結合」をつくっているので，細胞間隙を物質が自由には通過できないようになっております（図 13.4（1））．

一方，ある種の組織では，同じ種類の細胞同士の間に低分子物質やイオンを移動させて共有できるような通路があります．動物の場合には「ギャップ結合」という小孔があります（図 13.4（2））．また，植物では「原形質連絡」が存在しています．

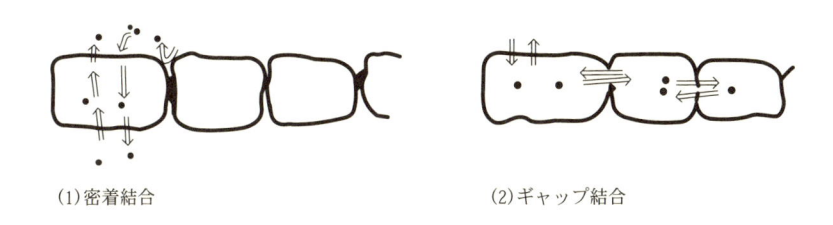

(1) 密着結合　　　　　　　　(2) ギャップ結合

図 13.4　密着結合とギャップ結合
組織や臓器の内外境界の細胞層には細胞間隙をふさぐ「密着結合」(1) が見られます．
なお，動物には細胞同士を連絡する「ギャップ結合」(2) があります．

第Ⅴ部　栄養素の代謝

第14章

栄養素としての脂質の生理的意義と代謝

14.1　概観

わが国では飽食の時代といわれ続けて，もう20年以上になります．それとともに，肥満に悩む人たちが増えて，街にはダイエットを売り物にした商品が溢れ，書店にはダイエットに関する本が多数出回っております．

脂肪（脂質）は体内で酸化されるときには，1グラム当たり9キロカロリーを生じますが，このエネルギー量は糖質やタンパク質の2倍です．同じ量の食事をしていても脂っこいものを食べると，エネルギー量は多く摂れます．そのため，痩せたいと願っている人は油脂の摂取量を少なくしようと思うのではないでしょうか．

しかし，油脂を全く含まない食事をしていると，健康を害してしまいます．

14.2　脂質（脂肪・油脂）の栄養的意義

脂質には，(**a**) 消化吸収されて，生体の細胞を構成する脂質分子に組み込まれたときの意義と，(**b**) 脂質が細胞で代謝されて生じた代謝産物にみられる意義，の両面があります．

(**a**) については，
　1) 細胞膜をはじめ生体膜系の構成成分として，膜の流動性に関与する
　2) 体外からの衝撃を緩和する
　3) 体の保温保持の作用をする

などの機能があります．
 (**b**) については，
  1) エネルギーの補給源として利用される
  2) 必須脂肪酸を供給する，また，その結果
  3) 高度不飽和脂肪酸が代謝されて生成するプロスタグランジン，ロイコトリエン，トロンボキサンなどがホルモン様物質として機能する

などが挙げられます．
 以上のことは，脂質が必要不可欠な栄養素であることを示しています．

14.3 脂肪酸の分解の様式

 脂質が分解されるときには，まず，脂肪酸とグリセロールとに分解されます．次いで，脂肪酸は端から炭素2個の単位で切断されていきます（ベータ（β）酸化）．β酸化のほかにアルファ（α）酸化とオメガ（ω）酸化があります．このような3種の様式に従って分解された脂肪酸は，TCA回路の代謝中間体に組み込まれていきます．グリセロールも，いろいろと修飾されて代謝中間体となり，他の成分に変換されたり，または分解されたりして，最後は水（H_2O）と二酸化炭素（CO_2）になって体外へ排出されます（図14.1）．

14.3.1 β（ベータ）酸化

 脂肪酸がβ酸化を受けるときは，酸基（$-\underset{\underset{OH}{|}}{C}=O$）の側から数えて2番目と3番目のC（炭素）間で切断されて炭素数が2個少ない脂肪酸に変換します．β酸化によって $>\underset{|}{C}-\underset{|}{C}<$ 間が切断されるときの「エネルギー変化量」は

「還元力」として他の化合物に伝えられます．その過程は，まずC－C部分の水素が補酵素に転移されて還元型補酵素（$FADH_2$）が生じ，脂肪酸には二重結合が生じます．次に，脂肪酸の二重結合部分には水のHとOHが入ります．次の段階で，この $>\underset{|}{C}-OH$ から水素が取られて $>C=O$ に変化し，この水素で再び別種の補酵素が還元されます（$NADH + H^+$が生成します）．

第 14 章　栄養素としての脂質の生理的意義と代謝　　　　103

図 14.1　油脂（脂質）の加水分解（R_1, R_2, R_3 は脂肪酸のアルキル基）

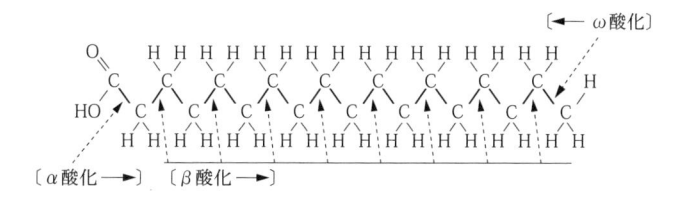

図 14.2　脂肪酸の分解（α 酸化，β 酸化，ω 酸化）

脂肪酸は，末端から2番目の炭素と3番目の炭素の間（＞C＝Oの部分の手前）で切断されて炭素が2個少ない脂肪酸 CoA(CoA が脂肪酸に結合している，アシル CoA，アシル補酵素 A ともいう）になり，同時に活性型の酢酸（アセチル CoA，アセチル補酵素 A ともいう）の1分子を生成します．

このように脂肪酸は炭素2個を失って活性型の酢酸を1分子生成するごとに2分子の「還元型補酵素（2種類）」を生成します（図14.3）．

14.4　脂肪酸の合成

脂肪酸の生合成は，アセチル CoA（活性型の酢酸）を素材として進行します．

まず，アセチル CoA に二酸化炭素が結合してマロニル CoA が生成され，次いで，アセチル CoA とマロニル CoA が縮合して，アセトアセチル CoA を生じ，同時に二酸化炭素が放出されます．アセトアセチル CoA の ＞C＝O の形の部分は還元型補酵素（NADPH ＋ H$^+$）によって還元されて ＞C－OH の形になります．次に，＞C－OH の部分で脱水されて二重結合が生成します．二重結合は還元型補酵素（NADPH ＋ H$^+$）によって還元されて飽和結合になると，炭素4個の脂肪酸が生成されることになります．

以上のサイクルを繰り返すごとに，炭素数が2個ずつ増えた偶数の飽和脂肪酸が各種生合成されます（図14.4）．

14.5　高度不飽和脂肪酸と必須脂肪酸

高度（多価）不飽和脂肪酸の生合成経路は植物にありますが，動物には存在しない経路部分があります．動物では合成できない高度不飽和脂肪（リノール酸，リノレン酸，アラキドン酸など）を，動物の必須脂肪酸といいます．私たちが油脂を食事から摂取しなければならない理由の一つは，必須脂肪酸が必要不可欠なためです．107頁（**14.7**）で見ますが高度不飽和脂肪酸からは，代謝活動に重要な多数のホルモン様物質が生産されます．

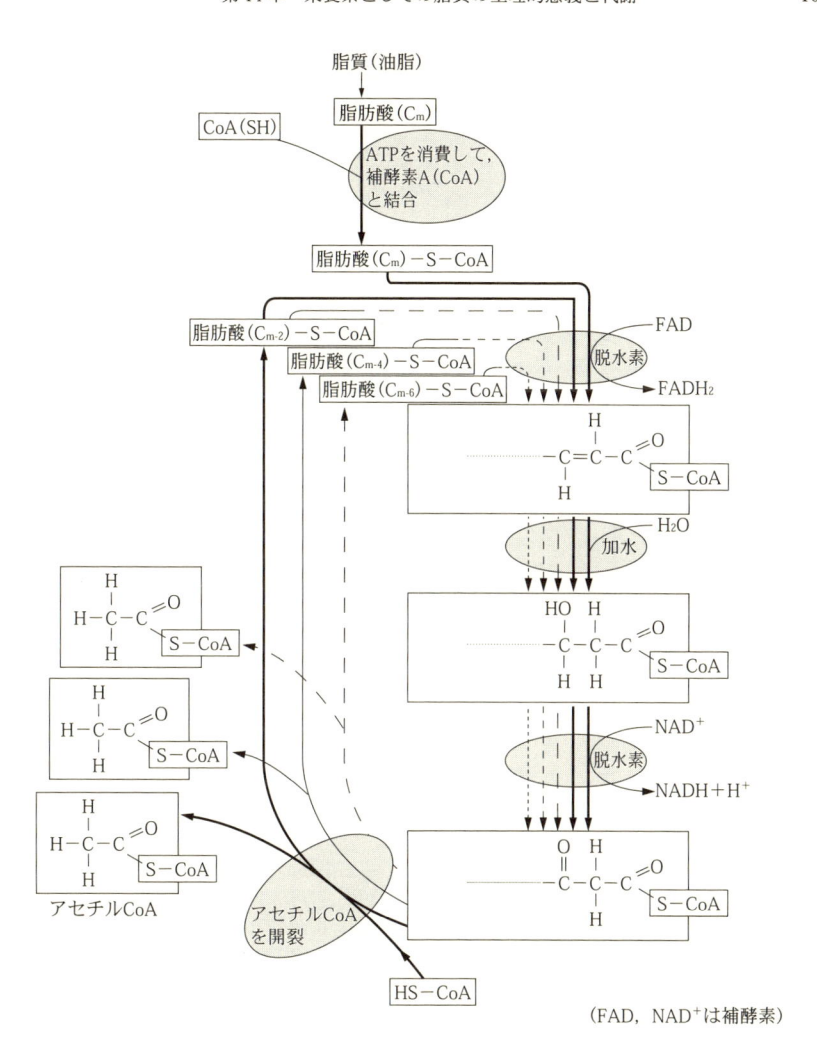

図 14.3　ベータ（β）酸化

注：補酵素 A（CoA ともいう）には-SH 基があって，ここに酢酸や脂肪酸の酸基が結合する．ここでは便宜上 CoA に含まれる SH 基を CoA-SH, CoA(SH) のように表現してある．

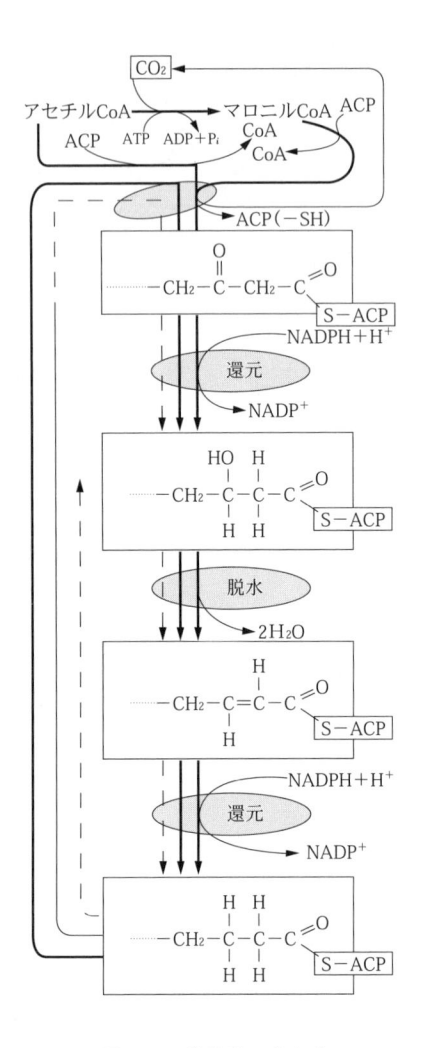

図 14.4 脂肪酸の生合成

注：ACP は CoA 様タンパク質．ACP の SH 基は，CoA の SH 基（‐SH）と同様の働きをする．

14.6 アセチル基の行方

さて，酢酸は活性化酵素の作用を受けると，補酵素 A（CoA）と結合してア

セチル CoA（活性型の酢酸）になります．

　脂肪酸が分解されるとき，「14.3.1：ベータ（β）酸化」で述べたように炭素2個の単位で切断されて，アセチル CoA（活性型の酢酸）が生成します．アセチル基（図14.5）は炭素2個の単位です．生体を構成する各種成分がつくられるときの素材として，よく使われます．たとえば，脂肪酸が生合成されるときの素材物質（図14.6）として使われます．

　各種アミノ酸が生合成されるときには，アセチル基から炭素骨格が供給されるものがあります．また，いったん TCA 回路に入り，その構成メンバーからアミノ酸の炭素骨格が生合成される場合があります．TCA 回路の構成メンバーとしては，α-ケトグルタル酸，スクシニル CoA，フマル酸，オキサロ酢酸，などがあります．

　アセチルグルコサミンやアセチルコリンの生合成に際して，アセチル基が転移されます．

　テルペン類，ステロールなどの生合成には，アセチル基が基本的な構成素材として使われます（図14.6）．

　また一方では，アセチル基は TCA 回路に組み込まれて二酸化炭素（CO_2）と水（H_2O）にまで分解され，生成エネルギーが還元力として取り出されて ATP の生合成に使われます（図14.7）．還元力が ATP に転換される過程は呼吸酵素系によって行われます．

14.7　必須脂肪酸

　二重結合を不飽和結合ともいいます．不飽和結合が数個以上ある脂肪酸を高度不飽和脂肪酸といいます．二重結合というのは，原子間の結合が2本の腕で結合されたもので，高度不飽和脂肪酸の場合には炭素原子同士の間の二重結合が数か所あるものです．通常の結合は炭素間が1本の腕で結合しているので飽和結合といい，飽和結合だけで構成されている脂肪酸を飽和脂肪酸といいます（図14.8，14.9）．

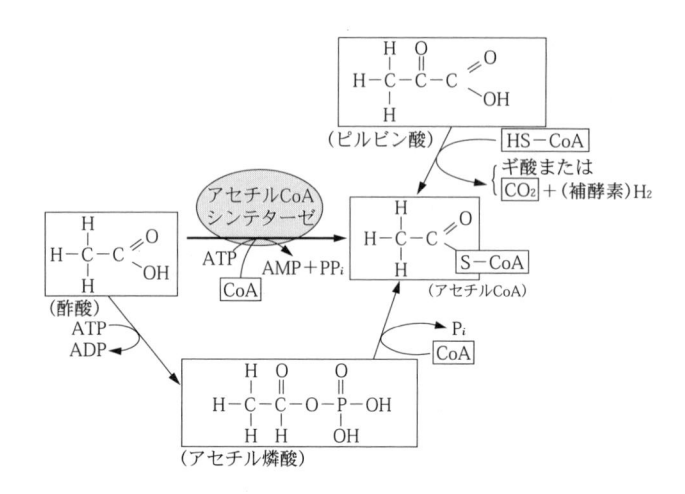

図 14.5　酢酸からアセチル CoA（活性型の酢酸）の生合成

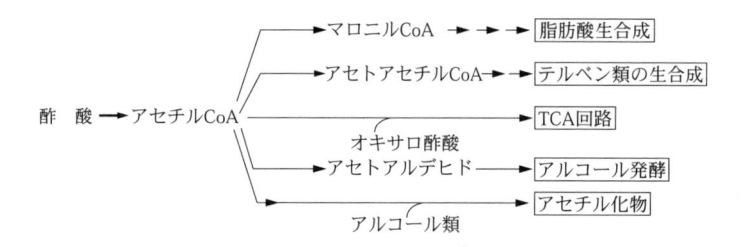

図 14.6　アセチル CoA から生成する物質と代謝経路

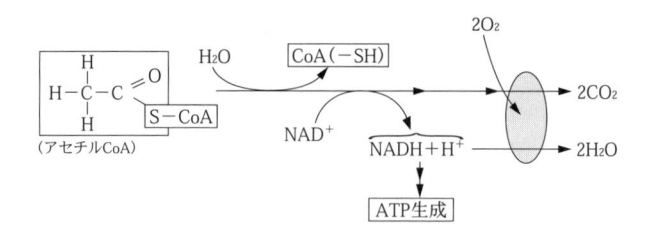

図 14.7　アセチル基の分解（TCA 回路）

高度不飽和脂肪酸は体内に吸収されて特定の臓器の細胞に達すると，各種のプロスタグランジン（PG）やロイコトリエン（LT）に代謝・変換され，分泌されます．PGやLTはホルモン様作用をする物質で，血中で血液凝固の促進や抑制などの重要な生理作用に関与している化合物です．

動物には飽和脂肪酸から不飽和脂肪酸に変換する経路の一部分がないので，この変換箇所に代わる部分を植物に依存しなければなりません．動物は植物が生産した不飽和脂肪酸を食物として食べる必要があります．これらの脂肪酸を必須脂肪酸といい，動物の生存にとって必要不可欠な脂肪酸です．

必須脂肪酸として食事中に含まれることが必要な脂肪酸はリノール酸，α-リノレン酸，アラキドン酸です．図 14.10 に高度不飽和脂肪酸の例を挙げておきます．これら高度不飽和脂肪酸がどんな食品に多いかといいますと，獣肉に多いアラキドン酸やγ-リノレン酸，青魚に多いエイコサペンタエン酸（EPA）やドコサヘキサエン酸（DHA）などがその例として挙げられます．

14.7.1　高度不飽和脂肪酸の必要な理由

肥満の防止や生活習慣病の予防には，脂肪をとり過ぎないように注意しなければなりません．だからといって，脂肪酸をほとんど含まないような食事を続けていると，必須脂肪酸由来のホルモン様物質の生成が不足することとなり，代謝変調をもたらすことになります．

図 14.11 に示したように，脂肪酸代謝の上での植物と動物の分岐点は，植物にはあっても動物にはない酵素にあります．

この後，どの段階の不飽和脂肪酸から出発するかということで，動物体内には 2 種類の高度不飽和脂肪酸生成の系列が作動します．

14.7.2　高度不飽和脂肪酸の 2 種類の代謝経路

高度不飽和脂肪酸生成の代謝経路には n-3 系列と n-6 系列とがあります．これは植物と動物とでは，リノール酸（$C_{18:2}$）に不飽和部分のできる方向が異なっていることによるのです．図 14.11 に示したように最終的に生成するホルモン様物質，プロスタグランジン（PG）とロイコトリエン（LT）は n-3 系列から

飽和結合　　　　　　　　　　　不飽和結合

図 14.8　飽和結合と不飽和結合（二重結合）
天然脂肪酸に見られる不飽和結合は，この図のように *cis* 不飽和結合になっている．

〔飽和脂肪酸の例〕

ステアリン酸（$C_{18:0}$）

〔不飽和脂肪酸の例〕

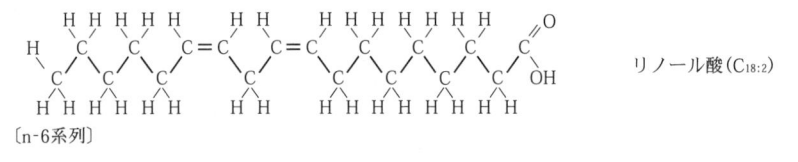

リノール酸（$C_{18:2}$）
〔n-6系列〕

α-リノレン酸（$C_{18:3}$）
3番目に二重結合〔n-3系列〕

γ-リノレン酸（$C_{18:3}$）
6番目に二重結合〔n-6系列〕

図 14.9　飽和脂肪酸と不飽和脂肪酸
炭素数 18 個の脂肪酸の例を挙げます．

第14章 栄養素としての脂質の生理的意義と代謝　　　111

アラキドン酸　$C_{20:4}$

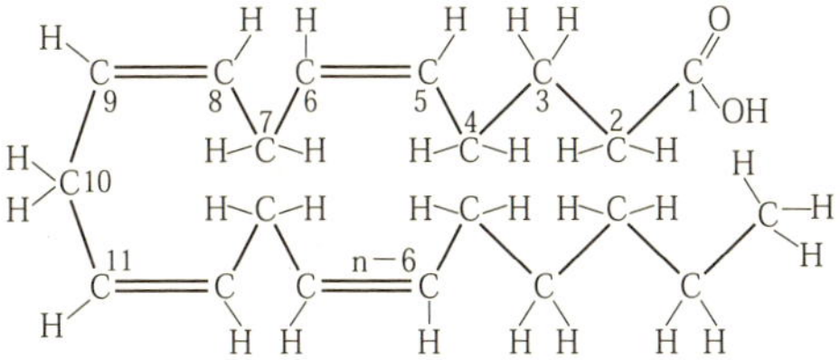

（6番目に二重結合）

n-6系列の代謝で生成

エイコサペンタエン酸（EPA）　$C_{20:5}$

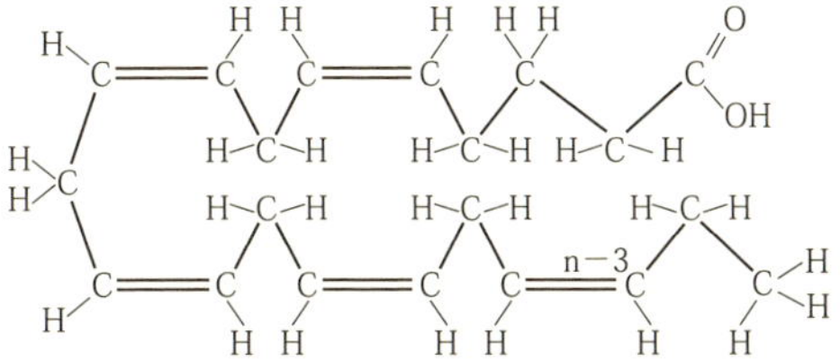

（3番目に二重結合）

n-3系列の代謝で生成

ドコサヘキサエン酸（DHA）　$C_{22:6}$

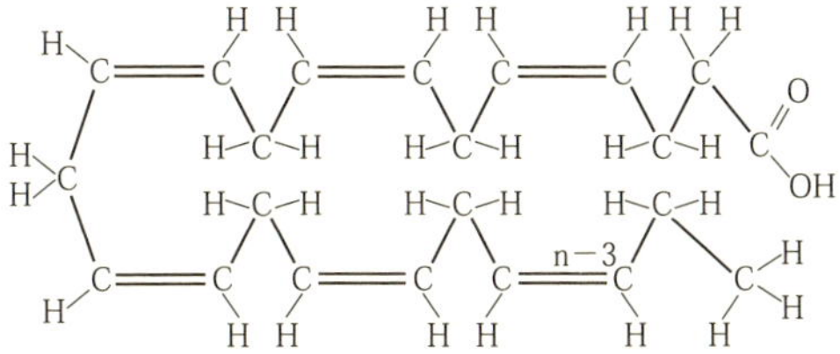

n-3系列の代謝で生成

図14.10　高度不飽和脂肪酸の例　主な例を挙げます．

通常炭素（C）には$-C\!\!\begin{smallmatrix}\diagup O\\\diagdown OH\end{smallmatrix}$を1として順次2，3，4，……と番号がつけてある．一方，高度不飽和脂肪酸の表示に見られるように，n-3（ω-3ともいう），n-6（ω-6ともいう）とつける場合には，$-C\!\!\begin{smallmatrix}\diagup O\\\diagdown OH\end{smallmatrix}$基から最も遠い炭素（C）から数える．3番目に当る炭素をn-3，などと表現する．

のものとn-6系列からのものとでは違った作用をもっております．したがってn-3系列の脂肪酸ばかりではよくないし，n-6系列だけでもよくありません．両者が存在することが，スムーズな代謝過程のための必須条件です．その結果として，体内の諸調節がスムーズに進行するのです．

　図14.11を見て下さい．動物と植物とを通じて，ほとんどの生物に見られる

```
                    ステアリン酸    [C18:0]
      「必須脂肪酸」欠    ↓
              (↑)    オレイン酸    [C18:1]
                    ↓
LT3   エイコサトリエン酸 [C20:3]  リノール酸    [C18:2]
PG1           n-6系列     ↓
      γ-リノレン酸   [C18:3]   α-リノレン酸   [C18:3]
                         n-3系列
PG1  ジホモ-γ-リノレン酸 [C20:3]  オクタデカテトラエン酸 [C18:4]
                    ↓
     LT4  アラキドン酸   [C20:4]  エイコサテトラエン酸  [C20:4]
TX2  PG2          ↓
     (↓)                エイコサペンタエン酸 [C20:5]   LT5
                         EPA          PG3→TX
         ドコサペンタエン酸 [C22:5]    ↓
               DPA       ドコサペンタエン酸 [C22:5]
                         ↓
                    ドコサヘキサエン酸 [C22:6]
                         DHA
```

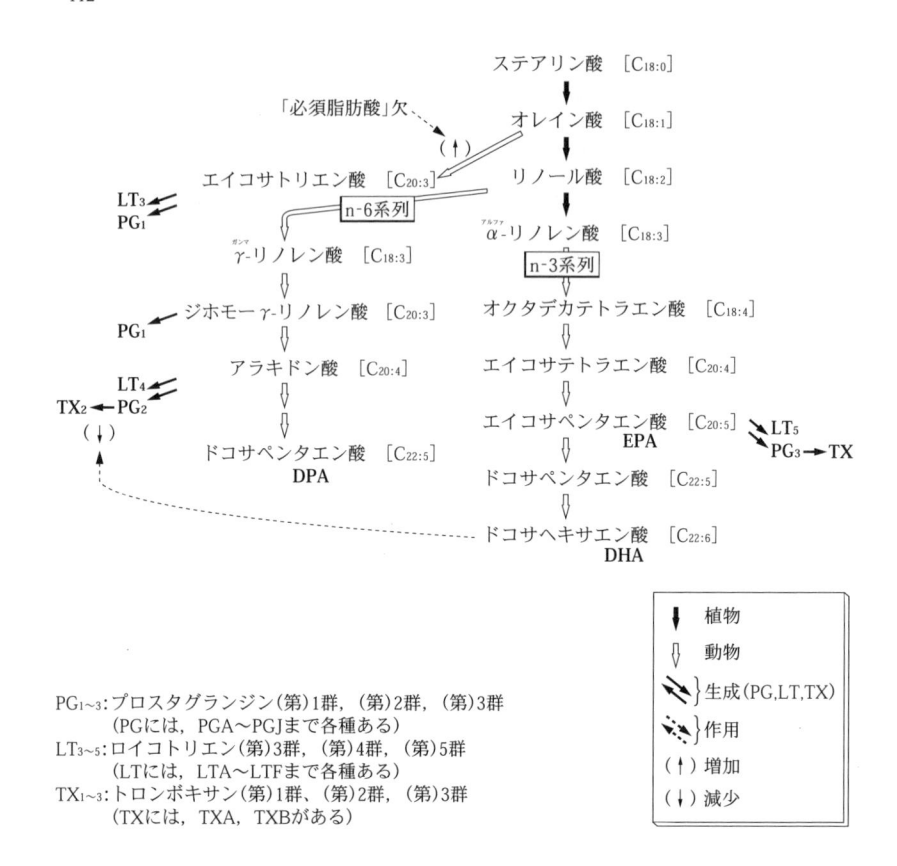

凡例:
- ↓ 植物
- ⇓ 動物
- ⚡ 生成 (PG, LT, TX)
- ⋯▶ 作用
- (↑) 増加
- (↓) 減少

PG₁~₃: プロスタグランジン (第)1群, (第)2群, (第)3群
　　　(PGには, PGA~PGJまで各種ある)
LT₃~₅: ロイコトリエン (第)3群, (第)4群, (第)5群
　　　(LTには, LTA~LTFまで各種ある)
TX₁~₃: トロンボキサン (第)1群, (第)2群, (第)3群
　　　(TXには, TXA, TXBがある)

図14.11 不飽和脂肪酸の代謝　n-3系列（ω-3系列）とn-6系列（ω-6系列）の代謝系

脂肪酸にステアリン酸があります．この酸は，炭素の数が18個で二重結合がないので，$C_{18:0}$と略して記されます．この脂肪酸に二重結合が1個入ったものがオレイン酸で，オリーブ油のなかにたくさんあります．$C_{18:1}$と書きます．植物にはオレイン酸をリノール酸（$C_{18:2}$）にし，次いでα-リノレン酸（$C_{18:3}$）にかえる酵素がありますが，動物にはありません．

動物にはリノール酸から出発して二重結合がさらに増え炭素数も2個，4個と増えた脂肪酸ができる系列があり，n-6系列（ω-6系列ともいう）といいます．途中で生成するジホモ-γ-リノレン酸（$C_{20:3}$, DGLA）は，プロスタグランジン（PG）の（第）1群に変化します．また，DGLAに引き続いて

生成するアラキドン酸（$C_{20:4}$）からはPGの（第）2群とロイコトリエン（LT）の（第）4群が生成されます．またPG（第）2群からはトロンボキサンA_2（TXA_2）が生成されます．

動物にある別の経路は，α-リノレン酸から出発するもので，n-3系列（ω-3系列ともいう）といいます．この経路では二重結合の位置がn-6系列の場合とは違っています．この系列でエイコサペンタエン酸（$C_{20:5}$，EPAともいう）が生成しますが，このものはPGの（第）3群とLTの（第）5群に変化します．この系列がさらに進むと，ドコサヘキサエン酸（$C_{22:6}$，DHAともいう）が生成します．PGA_2からTXA_2が生成する反応をDHAは抑えます．

動物ではオレイン酸（$C_{18:1}$）からエイコサトリエン酸（$C_{20:3}$）を作る経路もありますが，この経路は食品中の必須脂肪酸が欠乏したときに活発になって，必須脂肪酸の不足を補います．

14.7.3　プロスタグランジン（PG）とロイコトリエン（LT）とトロンボキサン（TX）

PGには10種以上が知られていますが，共通の構造はプロスタン酸です．プロスタン酸の構造は，五角形の構造（五員環という）から2本の枝（側鎖といいます）が延びた形をしています（図14.12）．五員環にある酸素原子と二重結合の位置の違いから，PGA，PGB，PGC，PGD，PGE，PGF，PGG，PGH，PGI，PGJ，の各種に分類されます．さらに，側鎖の二重結合の数によって1群，2群，3群といい，PGA_2，PGA_3などのように略記されています．これらの各種のPGの生物活性には，血圧の降下，睡眠の促進，血管の拡張，胃液分泌の抑制，血圧の上昇，腸管運動の亢進，気管支の収縮，血小板凝集の誘起，血小板凝集の阻害などがあります．これらの生物活性のいずれが欠けても，代謝機能はバランスを失ってしまいます．

LTには五角形の構造はありませんが，PGと大変に似た構造が見られます．LTA，LTB，LTC，LTD，LTE，LTFの6型に分類されます．さらに，二重結合の数によって3群，4群，5群とされ，それぞれLTA_3，LTA_4，LTA_5などと略記されています．白血球の活性化，気管支の収縮，小腸運動の促進，血管透過性の亢進などの作用が知られています．

プロスタン酸（プロスタグランジンの基本構造）

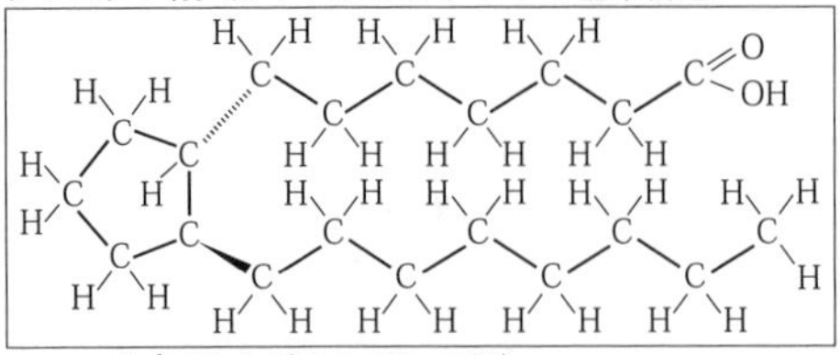

〈プロスタグランジンの例〉　　　　　　　　　　　　　　プロスタグランジンH_2（PGH_2）

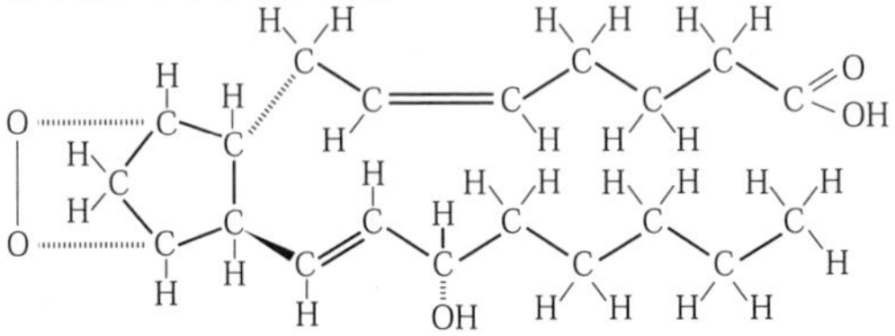

ロイコトリエンの基本構造

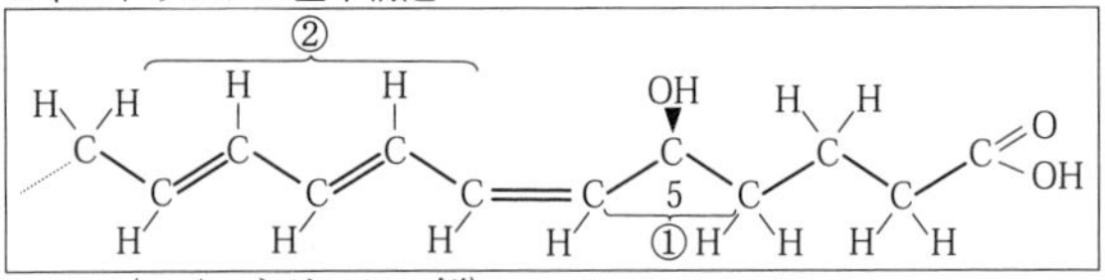

① 5番目の位置に－O－（酸素）
② 3コの共役2重結合

〈ロイコトリエンの例〉　　　　　　　　　　　　　　　　ロイコトリエンB_4（LTB_4）

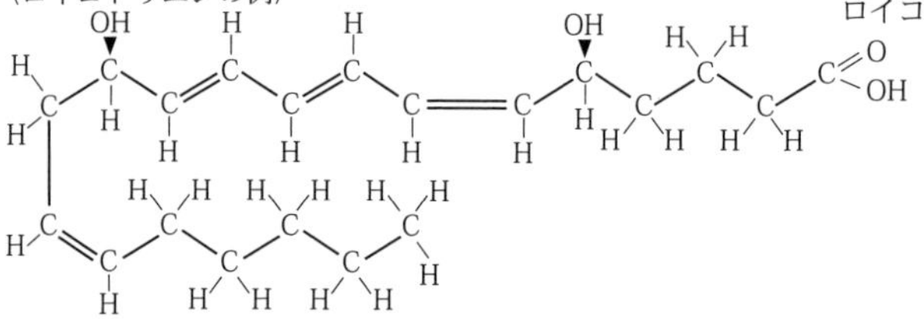

トロンバン酸（トロンボキサンの基本構造）

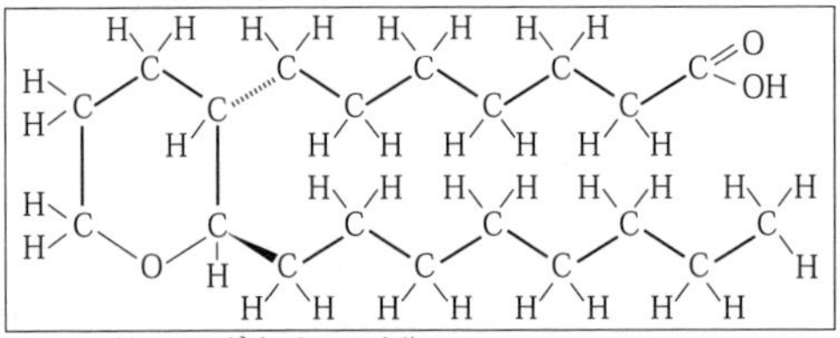

〈トロンボキサンの例〉　　　　　　　　　　　　　　　　トロンボキサンB_2（TXB_2）

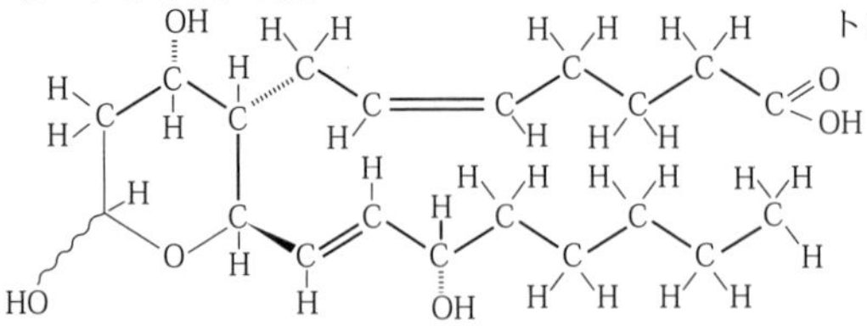

図 14.12 プロスタグランジン（PG），ロイコトリエン（LT），トロンボキサン（TX）の形

アラキドン酸は，また，PGG_2，PGH_2 をへてトロンボキサン（TXA_2，TXB_2）にまで代謝されます．TXA_2 は大変不安定なので生成されてもすぐに変化してしまいますが，TXA_2 の生理作用には気管支の収縮，動脈の収縮，血小板の凝集などの著しい生理作用があります．トロンボキサンの基本的な形は，六角形に2本の側鎖がでているのですが，側鎖にある二重結合の数によって1群，2群，3群に分類します．

14.7.4 まとめ

以上のように，各種の PG，LT，TX には，それぞれに特有の，お互いに相反するような生理作用があります．食事の仕方が偏っていて，ある成分だけを異常にたくさん食べたり，ある成分をほとんど食べないというような食べ方をしていると，特定の生理作用だけが強調されるために体調をくずすことがあります．

ある特定の成分だけが健康のためによいと思い込んで，その成分ばかりを食べるというのは，非常に短絡的な考え方です．現代の日本の若者たちには意外に偏食が多いようですが，これは TV のコマーシャルの影響なのか，あるいはどのような食品であれ自由に選択できるという余裕の現れなのか，いずれにしても悲しい現象です．いろいろな栄養素を偏らずにとる必要があるように，脂質の内容・種類についても，偏食することの弊害を忘れてはなりません．

第 15 章

糖質の代謝

15.1 概観

　糖質は炭水化物ともいい，広義にはでんぷんや食物繊維などを含みます．糖質の基本の形は，(1) アルデヒド，あるいはケトンで（図 15.1），(2) 1 分子の中に水酸基（OH 基）を 2 個以上もったものです（図 15.2）．(3) また，上記の化合物から導かれるものも糖質に含めます．

　もっとも基本的な糖質はグルコース（ぶどう糖）で植物に大量に含まれています．植物の貯蔵成分のでんぷんや植物体の構造を保持するための繊維素（セルロース）は，ともにグルコースを基本の構成成分としています．動物のエネルギー貯蔵体はグリコーゲンですが，これもグルコースが基本成分です．

　そのほかに，アミノ糖を基本構成成分にしたものがあります．単糖である N-アセチルグルコサミンが多数結合してキチンになっています．キチンはエビやカニの甲羅の主成分であり，昆虫の外側を包む成分にもなっています．キ

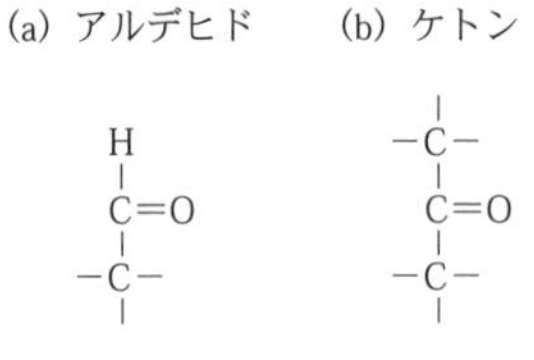

図 15.1　アルデヒドとケトン

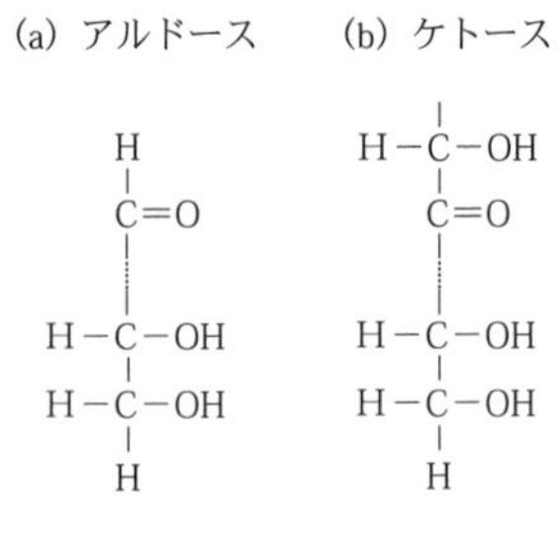

図 15.2　アルドースとケトース

チンなどの多糖類はヒトの消化液では消化されないので，難消化性多糖類と称します．

食品中の多くの多糖類は消化管腔で消化されて，さらに小腸吸収細胞の微絨毛膜でグルコースにまで分解されてから吸収細胞へ吸収され，血液に溶けて身体内のそれぞれの細胞へ運ばれます．細胞まで達したグルコースはインシュリンの助けをかりて細胞内へ取り込まれ代謝されます．

以下に，糖代謝の主な過程を記します．

15.2 糖質の効能

食物に含まれる栄養素のうちでは，糖質の占める割合がもっとも大きいものです．食事中の糖質はエネルギー比で65％，重量比では75％に達します．糖質は多数の水酸基をもっているので，水との親和性が大きいという特徴をもっています．生体中で利用されるときの糖質の大部分はグルコースですが，これが水に溶けやすいため，運搬されたり代謝されるときに反応がスムーズに進みます．

でんぷんなどの多糖類は，食べられると消化管において消化酵素の働きを受け，二糖類（マルトース，イソマルトースなど）に分解されます．これらの二糖類やスクロースなどはさらに単糖類（グルコース，フルクトースなど）に分解されます．グルコースは小腸吸収細胞に吸収されたあと，血液中に溶けて，身体中の各細胞へ運ばれ，細胞内で代謝されます．すなわち，2種類の代謝経路によってグルコースは分解されてエネルギー源として利用され，また代謝中間体に変換されていろいろな化合物の生合成に利用されます（図15.3）．

15.3 嫌気的条件と好気的条件

グルコースは酸素のない状態（嫌気状態といいます）でも分解されます．このとき働く経路を解糖系（図15.4の上段）といい，生物の進化の過程では初期に生じた経路と考えられています．原初の地球には酸素がほとんどなかったと推定されておりますから，解糖系はそのころの生物に備わっていた経路の名残だと考えられるわけです．解糖系は酸素があると活性がかえって阻害されます．この酸素の阻害効果はパスツール効果といわれてきました．

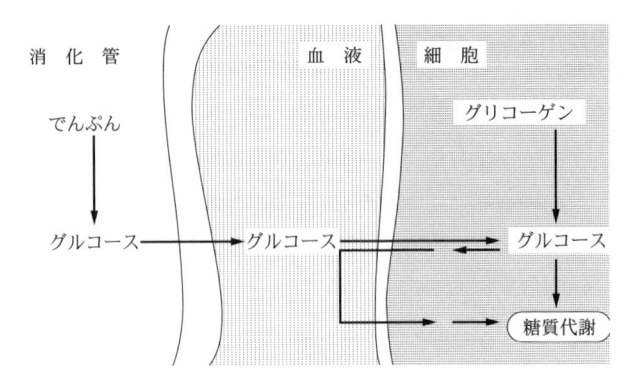

図 15.3 でんぷんとグリコーゲンの代謝

嫌気的条件：解糖系

グルコース ──→ トリオース燐酸 ──→ ピルビン酸，乳酸
　　　　　　　　　　　　　　　　　↗
　　　　　　　　　　　　　　ATP，NADH+H$^+$

好気的条件：ペントース燐酸経路

グルコース ──→ リボース燐酸 ──→ グリセルアルデヒド燐酸
　　　　　　↘
　　　　NADPH+H$^+$

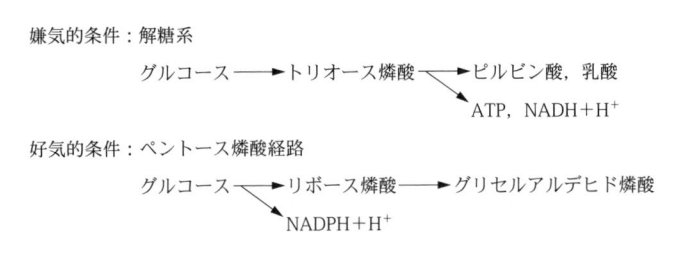

図 15.4 嫌気的条件と好気的条件によるグルコースの代謝経路

　酸素がある状態（好気状態といいます）での代謝は，ペントース燐酸回路によって行われます．この経路が働きますと，種々の糖が生成しますし，いろいろな物質の生合成に必要な還元型補酵素（NADPH）が生成されますから，生合成が活発な組織や細胞にはペントース燐酸回路の強い活性が見られます（図15.4の下段）．

15.3.1　解糖系

　解糖系の最初の反応段階はグルコースの燐酸化です．グルコース自体はキナーゼという酵素の助けをかりて燐酸化されます．この反応では，燐酸はATPから供給されます．ここにはマグネシウム（Mg）が必要です．反応前のグルコースと比べて，燐酸化されたグルコースは高いエネルギーレベルになっておりますが，このエネルギーはATPのもっていたエネルギーが移行したも

第 15 章　糖質の代謝　　　　　　　　　　　　　　　119

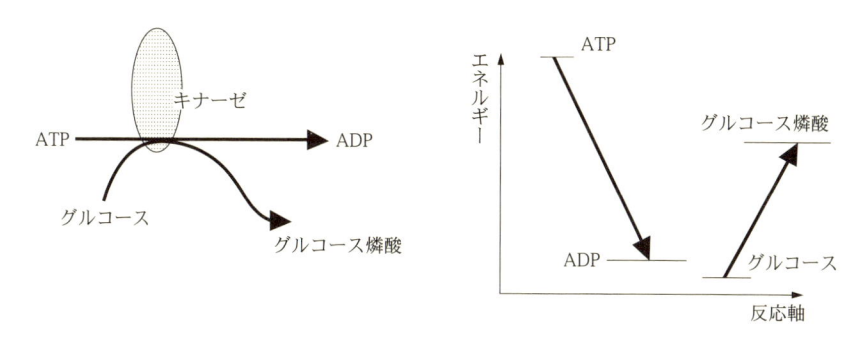

図 15.5　キナーゼによる燐酸化

のです（図 15.5）．

　でんぷんやグリコーゲンから出発するときには，これらが加燐酸分解して燐酸化されたグルコースが生じ，残ったでんぷんやグリコーゲンはグルコースが1個少なくなります（図 15.6）．

　燐酸化されたグルコースは燐酸化されたフルクトースに変化し，次いで再びATP から燐酸を供給されてフルクトース二燐酸になり，2 分裂されて，燐酸化された三炭糖（トリオース；炭素 3 個の糖）が生成します．三炭糖燐酸は酸化されて酸（グリセリン酸）になるとともに補酵素が還元されて NADH + H$^+$ が生成します（図 15.7）．このとき，1 個の無機燐酸が結合してグリセリン酸二燐酸（ジホスホグリセリン酸ともいう）になっています．これから燐酸がはずれると，大きなエネルギー差が生じますから，このエネルギー差が ADP に燐酸を移行させて ATP を生成させます（図 15.7，図の後半）．分子内で燐酸が移動して脱水するとホスホエノールピルビン酸になります．この燐酸は再び

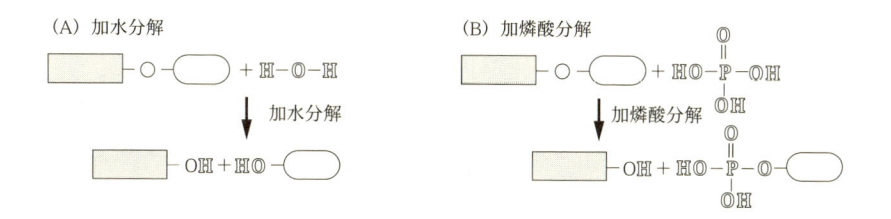

図 15.6　加水分解（A）と加燐酸分解（B）

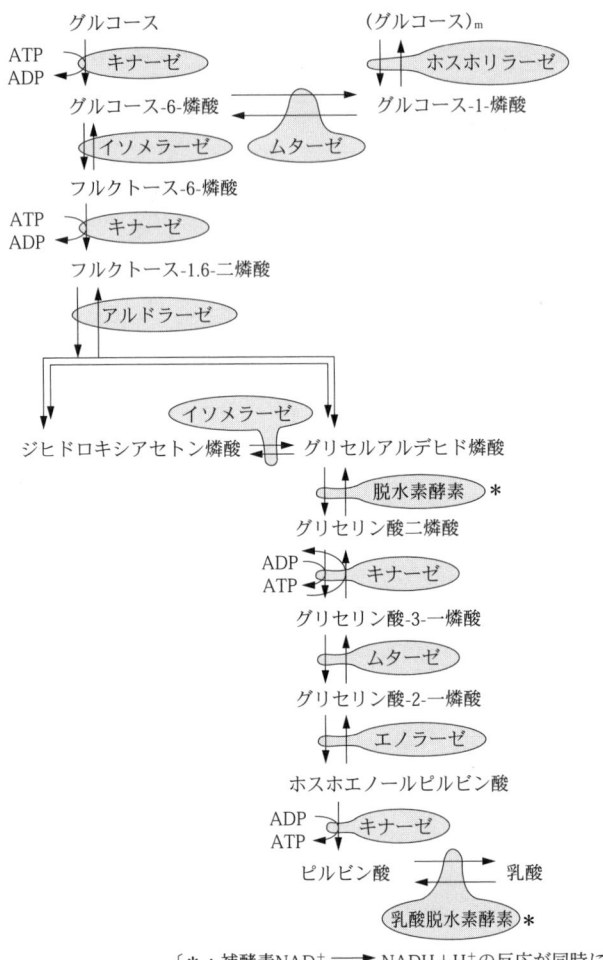

```
                グルコース              (グルコース)ₘ
         ATP   ┌─────┐         ┌──────────┐
         ADP  ─┤キナーゼ│         │ホスホリラーゼ│
              └─────┘         └──────────┘
           グルコース-6-燐酸  ⇄  グルコース-1-燐酸
              ┌──────┐    ┌─────┐
              │イソメラーゼ│    │ムターゼ│
              └──────┘    └─────┘
           フルクトース-6-燐酸
         ATP  ┌─────┐
         ADP ─┤キナーゼ│
              └─────┘
           フルクトース-1,6-二燐酸
              ┌──────┐
              │アルドラーゼ│
              └──────┘
                    ┌──────┐
                    │イソメラーゼ│
                    └──────┘
      ジヒドロキシアセトン燐酸 ⇄ グリセルアルデヒド燐酸
                      ┌────────┐
                      │脱水素酵素│＊
                      └────────┘
               グリセリン酸二燐酸
         ADP  ┌─────┐
         ATP ─┤キナーゼ│
              └─────┘
               グリセリン酸-3-一燐酸
              ┌─────┐
              │ムターゼ│
              └─────┘
               グリセリン酸-2-一燐酸
              ┌──────┐
              │エノラーゼ│
              └──────┘
              ホスホエノールピルビン酸
         ADP  ┌─────┐
         ATP ─┤キナーゼ│
              └─────┘
               ピルビン酸  ⇄   乳酸
                  ┌──────────┐
                  │乳酸脱水素酵素│＊
                  └──────────┘
```

〔＊：補酵素NAD^+ ⇄ $NADH+H^+$の反応が同時に起る〕

図 15.7 解糖系

ADPに移行してATPを形成することができます．あとに，ピルビン酸が残ります．ピルビン酸は$NADH+H^+$から水素をもらって乳酸に還元されます．

　激しい運動をしたあとでは，筋肉中や血液中に乳酸が生成しています．動物の中で大形獣の象（ゾウ）や水中に長く潜っている鰐（ワニ）では解糖系に頼ってエネルギーを得ておりますが，いったん，生成した乳酸が除去され，消費さ

れたグリコーゲンが筋肉中に戻るためには時間がかかります．ピルビン酸は脱炭酸されるとアセトアルデヒドになり，ついで NADH + H^+ で還元されると，エチルアルコール（エタノール）になります．これはアルコール発酵といわれ，酵母などに見られる反応です．

ヒトがお酒を飲むと，アルコール発酵とは逆向きの反応が身体の中で起こります．時に悪酔いするのは，吸収されたアルコールが脱水素酵素で酸化されてアセトアルデヒドが生じてそれが溜まっているからです．アセトアルデヒドは別種の脱水素酵素の作用を受けると酢酸になり，代謝されていきます（図15.8）．

ピルビン酸は脱炭酸されて酸化されると酢酸になりますが，このとき補酵素Aが結合してアセチル CoA が生成します（108頁，図14.5右上）．

15.3.2 ペントース燐酸回路

グルコースは酸素のある状態ではペントース燐酸回路（図15.9）によって代謝されます．グルコース燐酸は，酸化されて6-ホスホグルコノラクトンになり，次いで6-ホスホグルコン酸になりますが，このとき還元型補酵素，NADPH + H^+ が生成します．この還元型補酵素は解糖系のときにできるもの（NADH + H^+）とは違う形のものです．次に脱炭酸と酸化が起こると，リブロース-5-燐酸の生成とともに再び NADPH + H^+ が生成します．

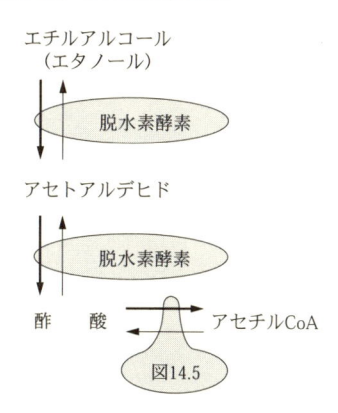

図15.8 アルコール（エタノール）の代謝

リブロース-5-燐酸はリボース-5-燐酸となって核酸生合成の素材を提供することとなります．さらに，リボース-5-燐酸はいろいろな糖にも変換します．

還元型補酵素の内で NADPH + H^+ は，多くの場合いろいろな合成経路に還元力を供給するときに使われるものです．一方，NADH + H^+ は合成経路には使われないで，呼吸酵素系に入って ATP 合成のためのエネルギー供給に使われたり，分解の経路に使われたりします．

ペントース燐酸回路は，乳腺のように乳を盛んに生合成している組織や，脂

図15.9 ペントース燐酸回路

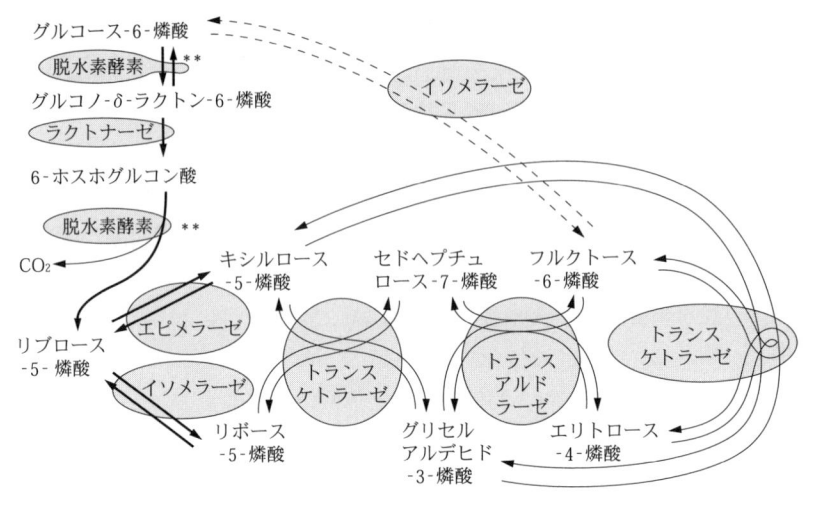

[**：補酵素 $NADP^+ \rightleftarrows NADPH + H^+$ の反応が同時に起こる]

質（脂肪）合成の盛んな細胞に強い活性が見られますが，これは「合成系」経路に必要な $NADPH + H^+$ の供給に好都合です．

15.4 糖新生系

解糖系やペントース燐酸回路に見られるようなグルコースが分解される経路のほかに，グルコースが合成される経路があります．これを糖新生系（図15.10）といい，細胞内でグルコースが生成される場合に働きます．アミノ酸や脂肪酸の代謝物からグルコースが生成するときには，糖新生系が有効に作用します．糖新生は肝臓と腎臓に著しい活性が見られます．

糖新生系は，解糖系を逆行する部分と逆行できない部分の迂回路から成り立っています．解糖系の経路の中で逆行できない部分は，ATP から燐酸を供給される段階で，キナーゼが作用している箇所です．これらの段階は，糖新生系ではホスファターゼが作用しています．フルクトース-1,6-二燐酸→フルクトース-6-燐酸，グルコース-6-燐酸→グルコースの2か所です．これらの酵素は鍵酵素といわれ，糖新生系全体の反応の速度がこの箇所の酵素によって決

第 15 章　糖質の代謝

```
グルコース                    グリコーゲン
    ⇅ ホスファターゼ              ⇅ ホスホリラーゼ
グルコース-6-燐酸 ⇄ グルコース-1-燐酸
    ⇅
フルクトース-6-燐酸
    ⇅ ホスファターゼ
フルクトース-1,6-二燐酸
    ⇅
ジヒドロキシアセトン燐酸    グリセルアルデヒド燐酸
                                    ⇅
                              グリセリン酸二燐酸
                                    ⇅
                              グリセリン酸-3-一燐酸
                                    ⇅
                              グリセリン酸-2-一燐酸
                                    ⇅
ホスホエノール              ホスホエノールピルビン酸
ピルビン酸                          ↓
カルボキ                         ピルビン酸 → 乳酸
シキナーゼ                              乳酸脱水素酵素
           ピルビン酸
           カルボキ
           シラーゼ
                                  ↓
                              アセチルCoA
                                  ↑
        オキサロ酢酸 ←─────
           ⇅                      ↑
        リンゴ酸              クエン酸
```

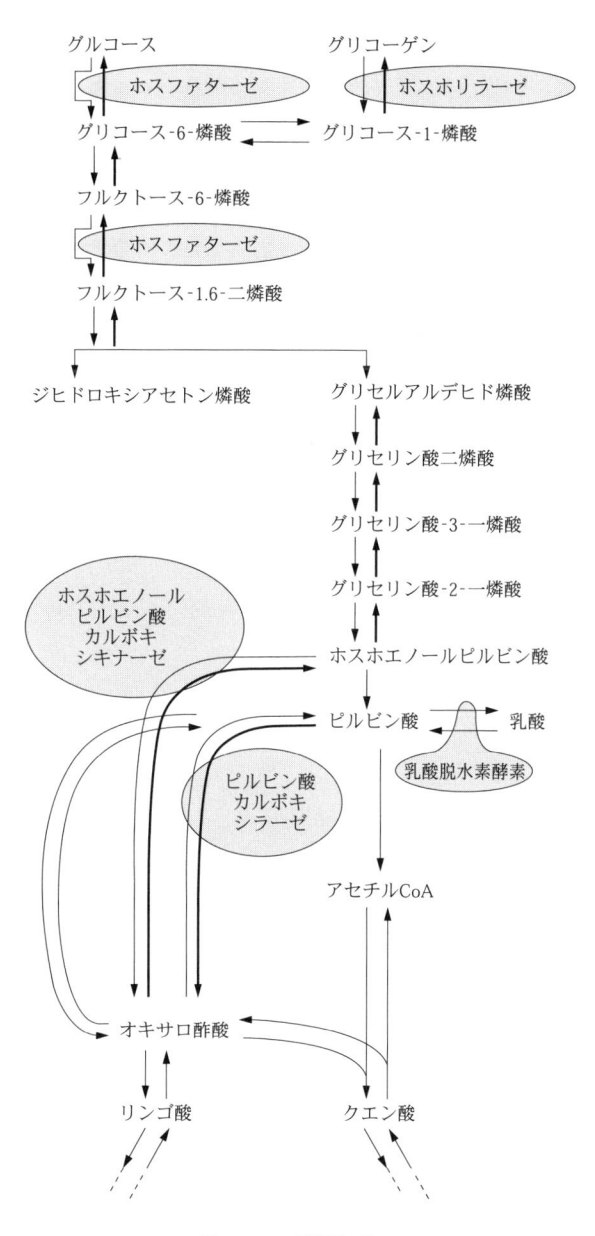

図 15.10　糖新生系

太い線（↑）が糖新生系を示す

まってしまいます.

　ピルビン酸⇄オキサロ酢酸の間を触媒する酵素はピルビン酸カルボキシラーゼであり，これも鍵酵素です．ホスホエノールピルビン酸⇄オキサロ酢酸の間を触媒する酵素はホスホエノールピルビン酸カルボキシキナーゼであり，この酵素も鍵酵素です．

　糖新生系の活性は，身体の生理状態によって調節・制御されていますが，特に鍵酵素（キーエンザイム）の活性の増減が重要な要素になっています．たとえば，糖尿病患者では上記の4個のいずれの鍵酵素も活性が上昇しています．

第16章

タンパク質・アミノ酸の代謝

16.1　概観

　消化管から吸収されたアミノ酸は体内のアミノ酸プールに入ります．体重60kgの人のアミノ酸プールは約25gであり，身体が必要としているアミノ酸はこのプールから供給されています．身体を構成しているタンパク質は10kgありますが，このタンパク質は絶えず入れ替わっています．毎日，350gのタンパク質が分解され，ほぼ同じ量のタンパク質が合成されているので，体内のタンパク質の総量は見かけ上変化しません．アミノ酸の一部は代謝されたのちに体外へ窒素化合物として排泄されます．これに相当する分は食事中から供給される必要があります．成人1人あたりタンパク質として数60〜70gが必要です（図16.1）．

16.2　タンパク質の分解 —— 尿素回路

　細胞内のタンパク質は各種のタンパク質分解酵素の作用を受けて分解されており，ここで生成されたアミノ酸は体内のアミノ酸プールに入ります．一部のアミノ酸は分解されて炭素骨格の部分と窒素分（アミノ基）とになります．アミノ酸の窒素分はアミノ基の形で移動して先ずグルタミン酸の上へ移されます．動物のミトコンドリアの中では，グルタミン酸のアミノ基が分離されてアンモニアが生成しますが，このアンモニアは二酸化炭素と結合してカルバミル燐酸に変換されます．ここから尿素を生成する回路が始まります．カルバミル

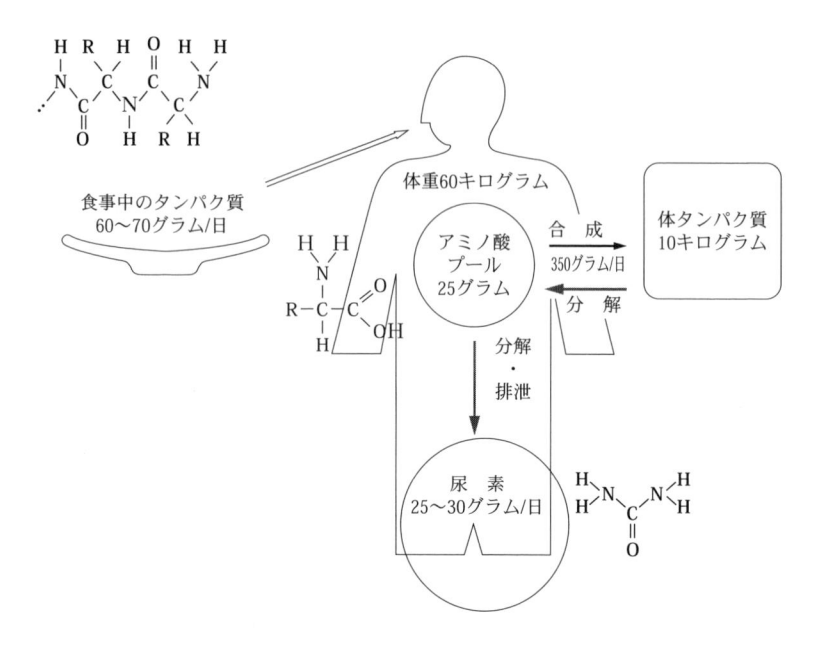

図 16.1 ヒトのタンパク質（アミノ酸）の出納の例

燐酸の生成には，燐酸とともに大きなエネルギーが必要で，両者は ATP から供給されています．カルバミル燐酸の生合成は N-アセチルグルタミン酸という化合物によって促進されます．次に，カルバミル燐酸はオルニチンに結合して，シトルリンというアミノ酸になります．シトルリンは西瓜に多く含まれているアミノ酸で日本人によって発見されました．このシトルリンは，ミトコンドリアの外へ出てきて細胞質内で酵素の作用を受けてアスパラギン酸と反応します．つづいてアルギニンというアミノ酸に変換します．アルギニンはアルギナーゼ（酵素）の作用を受けて尿素とオルニチンとに分解されます．オルニチンは特別の経路（ミトコンドリア内膜のオルニチン輸送路という）を通ってミトコンドリア内に戻り，再びカルバミル燐酸と結合します．一方，尿素は血中へ入り，腎臓へ運ばれて尿中へ排泄されます（図 16.2）．

　動物体内の尿素回路は主として肝臓にあり，脳にも弱い活性があります．脳は大切な器管なのでアンモニアが生成した場合，直ちに解毒処理ができるようになっているのです．

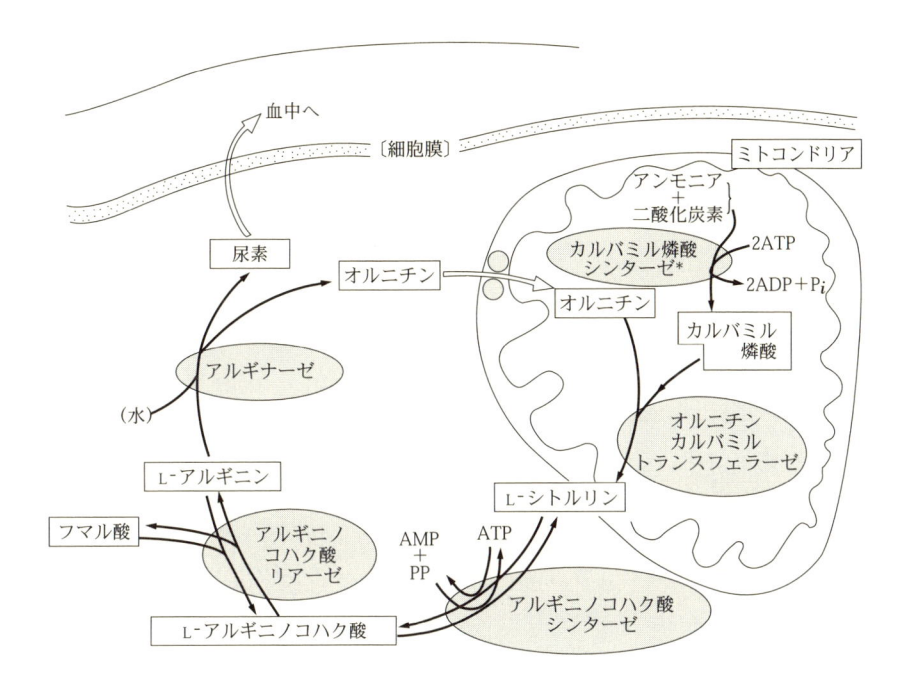

図 16.2 尿素回路

カルバミル燐酸シンターゼ（＊印）は N-アセチルグルタミン酸によって活性が促進される．N-アセチルグルタミン酸は L-グルタミン酸と酢酸（アセチル CoA）から合成されるが，この合成がアルギニンによって促進されている．

16.3 タンパク質の生合成

　アミノ酸プールから供給されたアミノ酸は一定量がタンパク質の生合成に使われていますが，同時にタンパク質の分解によって同じ量のアミノ酸がプールに戻されています（図 16.1）．

　タンパク質は約 20 種類のアミノ酸から構成されており，タンパク質の種類ごとにそのアミノ酸配列は厳密に規定されていて核酸 DNA の上に遺伝情報として保存されています．核酸の上の遺伝情報は細胞から細胞へと伝達されており，親から子へ，子から孫へと連綿として伝えられています．このために，同じ系統の動物では，同じ種類のタンパク質が同じアミノ酸の配列をもっています．

さて，タンパク質がどのようにしてアミノ酸から組み上げられて行くのか，その道筋はかなり詳しくわかってきています．その大筋はいろいろな生物同士で驚くほどに共通です．さらにタンパク質の生合成は生物界を通して同じ方式で行われているのです．

16.4 核酸の形

核酸 DNA の基本的な構造は，燐酸とデオキシリボースという糖が交互に多数結合して1本の鎖になっています(図16.3)．この糖の各々に1個ずつ塩基類(2種類のプリン類と2種類のピリンミジン類の計4種類）という窒素（N）を含んだ化合物が結合しています．DNA 上に保存されているアミノ酸の配列順序は，核酸の4種類の塩基類（塩基性成分，塩基性化合物）の並びによって決められています．この塩基性化合物は4種類があるだけですが，いろいろな組み合わせで直線に並んでいます．この塩基性化合物が3個1組で1種類のアミノ酸に対応しています．4種類の塩基性化合物が3個続けて並ぶ並び方は，$4 \times 4 \times 4 = 64$ 通りです．この64通りの並び方に対して20種類のアミノ酸が対応しているので，アミノ酸1種類に対して塩基の数種の組み合わせが存在することになります（図16.4）．もしも2個の塩基の並びで対応しようとすると，$4 \times 4 = 16$ 通りの組み合わせが得られるに過ぎません．これでは20種以上のアミノ酸に対応できないことになります．

16.5 タンパク質のアミノ酸の順序はどのように伝えられているのか

核は動物の細胞に必ず1個ずつ存在していて,「核酸の上の塩基の並ぶ順序」は,遺伝子として貯えられています．遺伝子の主成分はDNAの長い鎖です（図16.3)．DNA鎖上の塩基性化合物の並び方の順序は，細胞から細胞へと引き継がれています．ある特定のタンパク質が生合成されるときには，そのタンパク質に対応した DNA の部分が先ずメッセンジャー RNA という核酸の上に写し取られます．メッセンジャー RNA は核の外へ移動してリボソームという小さな粒子の上に鎮座します．ここへ，いろいろなアミノ酸が供給されて，メッセンジャー RNA の上の塩基性化合物の並びに対応してアミノ酸が配置され，次

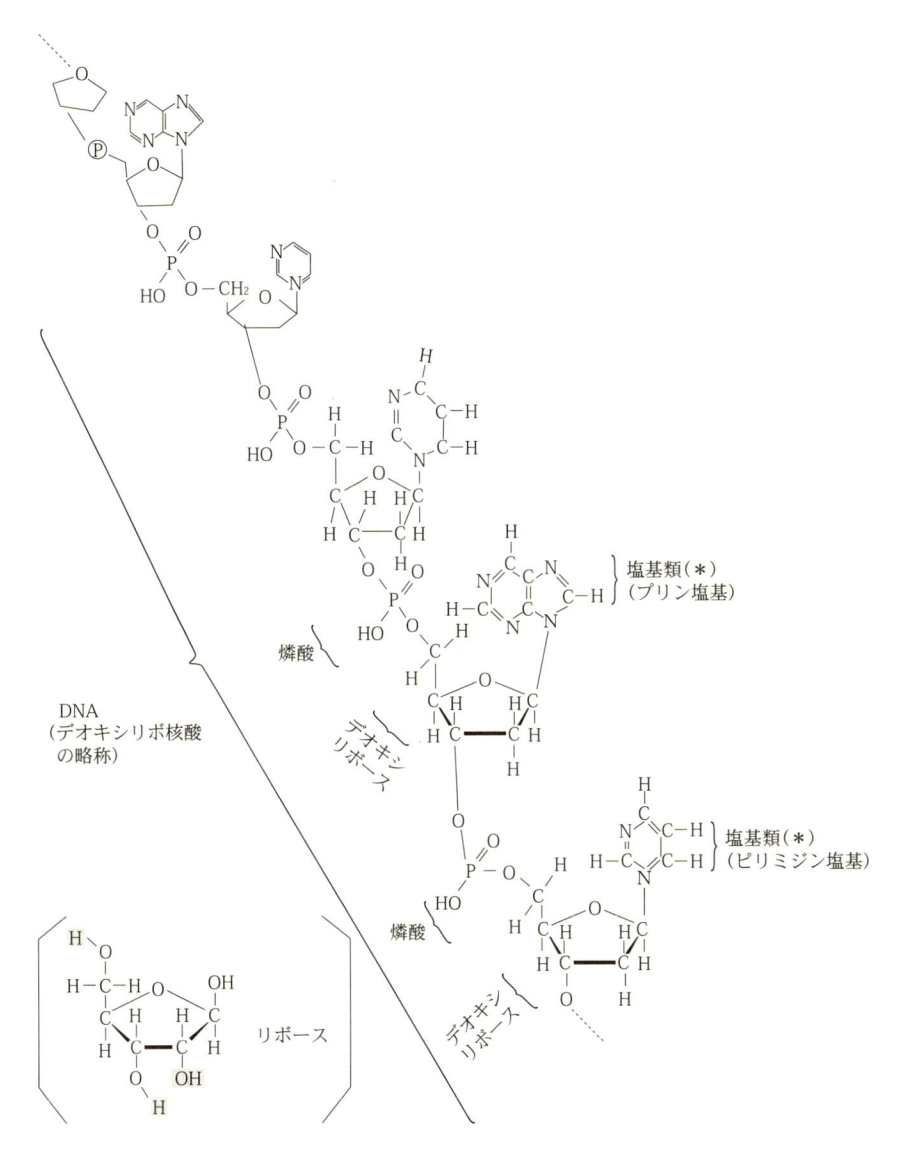

第 16 章　タンパク質・アミノ酸の代謝

図 16.3　核酸（DNA）

＊塩基成分の部分は，後出図（図 16.4）ではトランプカードで表してある．主として 4 種の塩基成分（A, T, C, G と略すことがある）があります．核酸 RNA では，DNA のデオキシリボースの代わりにリボースが入っており，塩基成分は A, U, C, G, です．なお，本図ではピリミジン塩基（C, T）とプリン塩基（A, G）はそれぞれの基本型を示してある．

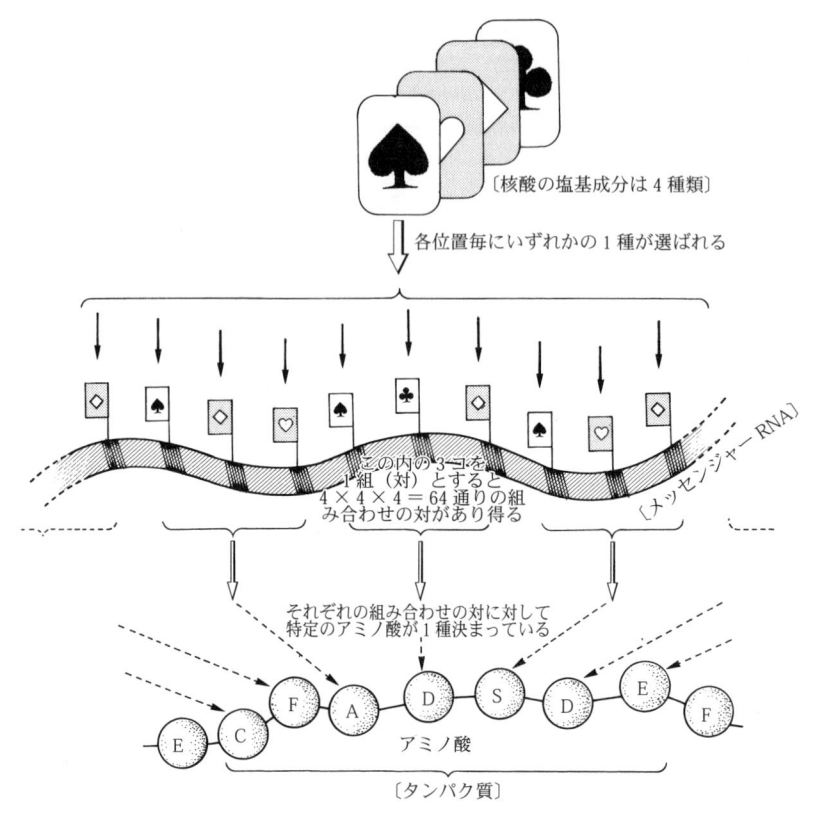

図 16.4 核酸の塩基成分の組み合わせがアミノ酸の配列を決める
（1種のアミノ酸に対し複数対の塩基配列が存在する）

いでアミノ酸はお互いに結合されてタンパク質へと組み上がるのです．この時運ばれてくるアミノ酸はフリーな形ではなくて，転移 RNA（トランスファー RNA）という小さな核酸分子に結合して運ばれてきています（図 16.5）．

16.6　生合成されたタンパク質の修飾

　図 16.5 で，タンパク質の生合成が行われるときに転移 RNA がアミノ酸を運んできた様子を示しました．運ばれてきたアミノ酸が順序よく並んで結合されると，いよいよタンパク質のでき上がりです．

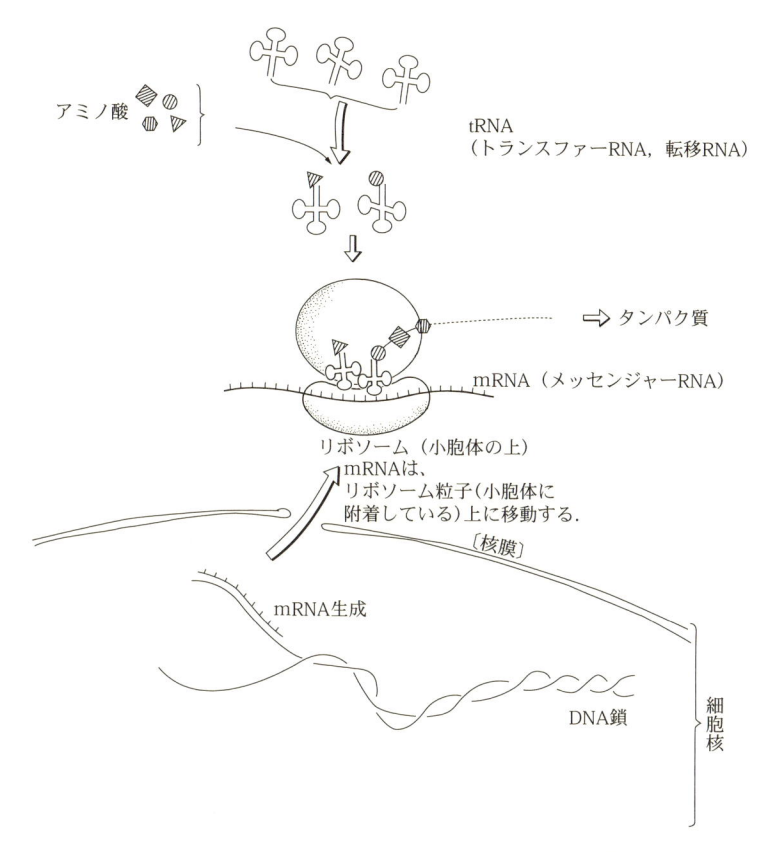

図16.5 DNA鎖上の情報が，mRNAを介してタンパク質のアミノ酸配列へと，「転記」される

　生合成された直後のでき立てほやほやのタンパク質は未完成品です．このタンパク質が完成されて機能を発揮するためには，いろいろな経過が必要です．
　以下に，例を挙げます．
（1）機能発現の場所へまず移動する必要のある場合があります．このとき，移動に都合の良いように余分な部分が結合したままになっていて，移動を完了した時点で余分な部分が切り除かれます．ミトコンドリア固有のある種の酵素では，ミトコンドリア膜を通過するために疎水性のペプチド部分（シグナルペプチドといいます）が結合していてそこを先頭にして膜を通過し，膜で囲まれた区画の中へ入ってしまうとこの疎水性部分（シグナルペプチド）が分解除去

されます（図16.6）．細菌によって合成されて菌体外に分泌される酵素についても，似たような現象が見られます．

(2) インシュリンの例では，1本の「インシュリンタンパク質」が合成された後，2本のS・S結合によって立体的な一定の形に組み上げられます．これを「プロインシュリン」といいます．その後でタンパク質の中程が分解除去されて「活性のあるインシュリン」になります．活性型インシュリンは2本のペプチド鎖が立体的に結合した形になっていて，この形のものがインシュリンのホルモン機能を発揮します．「活性型インシュリン」の2か所のS・S結合を切断して再結合してみても，元の結合が100％再生するとは限りませんから，活性が100％再生することはありません（図16.7）．

(3) ある種のタンパク質では，できたてのタンパク質が時間が経って一定の立体構造に変化した後，はじめて特定の機能が発揮されるようになります（図16.8）．

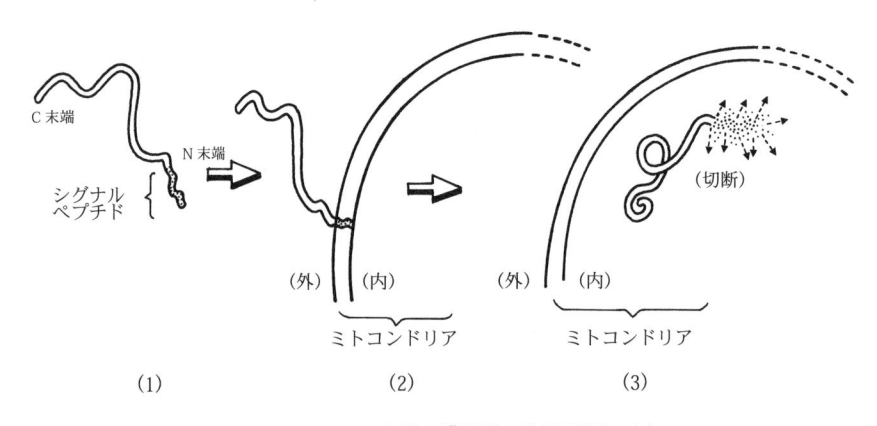

図 16.6 タンパク質の膜通過（膜貫通輸送の例）

(1) N末端にシグナルペプチドをもったタンパク質は，
(2) シグナルペプチドに先導されてミトコンドリア膜を通過したのち，
(3) ミトコンドリア内でシグナルペプチド部分を分解除去される．

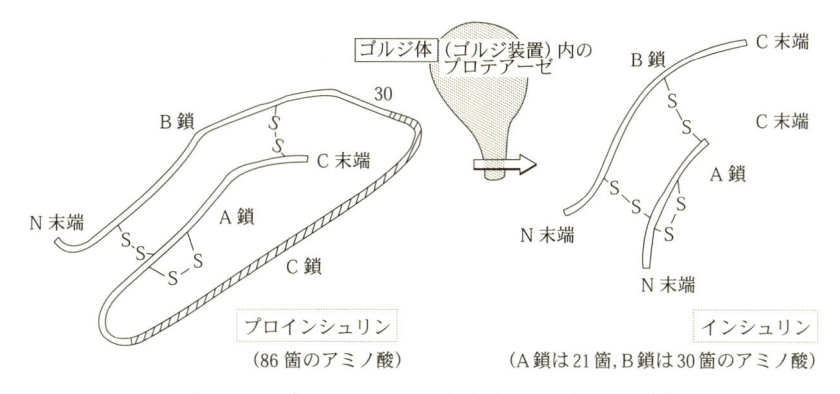

第 16 章　タンパク質・アミノ酸の代謝　　　　133

図 16.7　プロインシュリンからインシュリンへの変換

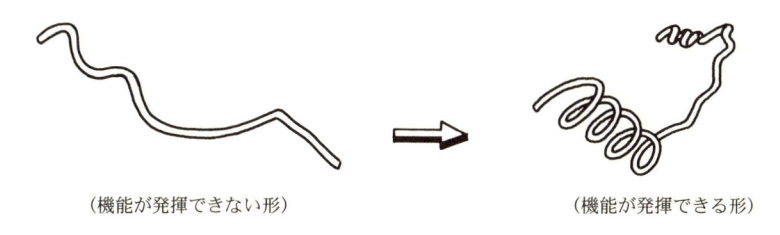

図 16.8　機能を発揮できるタンパク質への変換

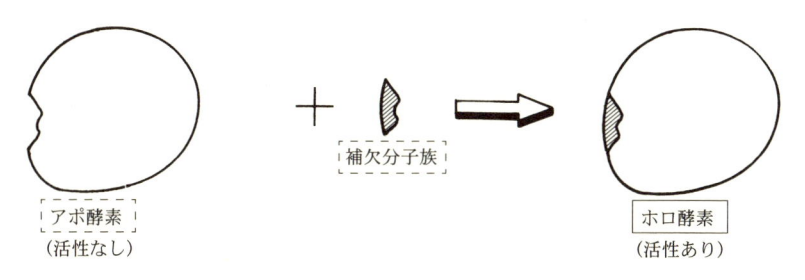

図 16.9　アポ酵素からホロ酵素への変換

（4）酵素の内には，最初は機能のないアポ酵素の形になっており，補欠分子族が供給されて結合すると機能を発揮できるようになるものがあります．機能を発揮できる形のものを「ホロ酵素」といい，この形の酵素には「活性」があります（図 16.9）．

16.7 タンパク質の種類

タンパク質にはいろいろな種類がありますが、たとえば酵素もタンパク質の一種です．その他に、次に掲げるような各種のものがあります（表16.1）．

(1) **酵素**は触媒作用をもったタンパク質です．生体には千種類以上の酵素があります．

(2) **輸送タンパク質**は、生体内で物質が輸送されるときに働くタンパク質で、体液中や細胞質内で他の物質を結合して輸送したり、膜内にあって輸送されるべき諸物質と結合し、膜の一方から他方へ物質を移動させます．タンパク質自体の輸送にも関与します．血清アルブミンやヘモグロビンやグロブリンなども、輸送タンパク質の仲間です．

表 16.1 タンパク質の生理機能による分類

分類	生理機能	種類
(1) 酵素	触媒作用	ペプシン アミラーゼ リパーゼ Ca-Mg-ATPアーゼ など
(2) 輸送タンパク質	タンパク質自体の運搬， 他の物質を結合して運搬	血清アルブミン ヘモグロビン α-グロブリン β-グロブリン など
(3) 収縮タンパク質	筋肉の伸縮	アクチン ミオシン ダイニン など
(4) 貯蔵タンパク質	鉄の貯蔵など	フェリチン ビテロゲニン など
(5) 調節タンパク質	情報伝達のモジュレーター	ホルモン・レセプター 酵素インヒビター カールモジュリン オペロンのリプレッサー など
(6) 構造タンパク質	細胞の外側周辺を囲んだり， 溶液を保持するものなど	コラーゲン フィブリノーゲン ヒストン など
(7) ホルモンタンパク質	タンパク質・ペプチド性のホルモン	成長ホルモン インシュリン 副腎皮質刺激ホルモン など
(8) 毒性タンパク質（トキシン）	動物・植物・微生物が他の種を排斥するために， または他の種からの攻撃を防御するために生合成している	蛇毒（コブラトキシンなど） 植物毒（ヒマ毒・リシンなど） ボツリヌス毒素 など

（3）**収縮タンパク質**は，筋肉の伸び縮みを担うタンパク質です．筋肉のアクチンとミオシンはよく知られています．この他にダイニンがあります．

（4）**貯蔵タンパク質**は，ミネラルの貯蔵などに関連するタンパク質です．鉄の貯蔵に関与するフェリチンがよく知られています．

（5）**調節タンパク質**は，生体内の情報伝達に関与するタンパク質を指し，情報伝達のモジュレーターに分類されるものです．ホルモンのレセプターや酵素の阻害剤などがあります．

（6）**構造タンパク質**は，細胞の外壁を構成したりオルガネラの構造を一定に保つために働くタンパク質です．溶液を保持するためのタンパク質もあります．コラーゲンやフィブリノーゲンはこの仲間です．

（7）**ホルモンタンパク質**は，各種のホルモンのうちでタンパク質やペプチドからできているものです．成長ホルモン，インシュリン，副腎皮質刺激ホルモンなどがあります．

（8）動物や植物や微生物の中には，自分の周囲から他種を排除したり，他種による攻撃から自身を守るために**タンパク質性の毒素**を備えているものがあります．

　毒性タンパク質は，トキシンともいわれ，毒蛇コブラの唾液にあるコブラトキシンや，植物ではヒマの種子にあるヒマ毒や綿の種子にあるリシンの他に，嫌気性微生物のボツリヌスに含まれるボツリヌス毒素などが知られています．

第Ⅵ部　酵素と免疫

第 17 章

酵　素

17.1　酵素とは

　酵素は，生体の中にあり，触媒作用をもったタンパク質です．いろいろな化合物が反応して別のものに変化するときに第3の物質が作用して，この変化のスピードを速くすることがあります．この第3の物質を触媒といい，その作用を触媒作用といいます．

17.2　酵素の特殊な性質

　酵素の特徴は，触媒作用が大変強いことと，作用する範囲が非常に狭いことです．酵素は特定の化合物に対して触媒作用をし，化合物の構造が似ていても他の化合物には作用しません．また，ある様式の反応だけを触媒し，類似の他の反応様式には触媒作用をしません．これらの狭い範囲にだけ作用する性質のことを，酵素の「特異性が高い」と表現しますが，この「特異性が高いこと」が酵素の最大の特徴です．いろいろな生物種に同じ種類の触媒作用をする酵素が見出されますが，そのタンパク質を構成するアミノ酸の組成は，通常，生物の種によって少しずつ異なっています．ある特定の触媒反応を行う酵素に注目してこのタンパク質を生物の全部の種について集計しますと，生物の種毎に少しずつ異なっていることから，総計は膨大な数になります．1個の細胞の中にも数百種類の酵素があるので，生物界全体では無数の酵素タンパク質があるといえます．

17.3　酵素のいろいろ

酵素を分類するとき，触媒反応の様式で分けますと6種類に分類できます．

17.3.1　酸化還元酵素〔EC1.〕

酸化還元の反応を触媒する酵素群です．EC1.1.からEC1.6.に分類されていて，6種類あります．

　私たちがお酒を飲むと，吸収されたアルコールは肝臓で代謝されてエネルギー源や放熱に利用されます．肝臓には，エチルアルコールを酸化してアセトアルデヒドにし（アルコール脱水素酵素が触媒する），さらに酸化して酢酸にする（アセトアルデヒド脱水素酵素が触媒する）酵素があります．前者の酵素はEC1.1.後者の酵素はEC1.2.と分類されています．体内に吸収されたアルコールは肝臓でこれらの酵素によって代謝されます．世に酒豪といわれる人は，この2種類の酵素を多量にもっている人です．下戸の人でも，少しずつ毎日続けてアルコールを飲んでいますと肝臓中にこれらの酵素量が誘導されて*量的に増強され，たくさん飲めるようになります．

17.3.2　転移酵素〔EC2.〕

　化合物の一部分が他の化合物へ転移されるときに関与する酵素群です．転移される部分は一定のはたらきをもった部分なので，「基」と呼ばれています．たとえば，メチル基（この基を転移させる酵素はEC2.1.に分類されます），アミノ基（EC2.6.に分類），燐酸基（EC2.7.に分類）などがあります．EC2.1.からEC2.8.までの8種類に分類されています．

17.3.3　加水分解酵素〔EC3.〕

　加水分解の反応を触媒する酵素群です．水が加えられて元の2個の化合物が再生されることを加水分解といいます．EC3.1.からEC3.6.までの6種類に分類されています．アルコールと酸とから脱水されて生じた化合物をエステルと

---

*これらの誘導されて生成する酵素を「誘導酵素」とか「適応酵素」といい，これに対して細胞内に元来存在している酵素（量）を「構成酵素」といいます．

いいますが，このエステルに加水してアルコールと酸とに分解する酵素をエステル加水分解酵素（EC3.1.）といいます．このほかの加水分解酵素には，グリコシル結合（EC3.2.），エーテル結合（EC3.3.），ペプチド結合（EC3.4.）などを分解するものがあります．

17.3.4 脱離酵素〔EC4.〕

"ある化合物から「基」が除去されたあとに二重結合が残るような反応"を触媒する酵素群です．リアーゼともいい，EC4.1.からEC4.3.までの3種類に分類されています．

17.3.5 異性化酵素〔EC5.〕

イソメラーゼともいい，化合物を異性化する酵素です．原子数は同じなのに違う形（構造）になる場合を，異性化するといいます．EC5.1.からEC5.5.までの5種類に分類されています．

17.3.6 合成酵素〔EC6.〕

ATPのエネルギーを使って新しく原子間の「結合」（2つの分子を結合）をつくる場合の酵素です．リガーゼといいます．シンテターゼともいわれてきました．EC6.1.からEC6.4.までの4種類に分類されています．

17.4 酵素は万能か

酵素はどんなことでも可能にする万能選手のような物質であるといわれることがあります．本当でしょうか？　酵素はどのようなものか，ということを知るためにはまず，「酵素はタンパク質で構成された生体触媒である」という説明を思い出してください．触媒の性質は，物質が反応するときのスピード（反応速度といいます）を速くすることです．物質Aが物質Bに変化するとき，触媒があるとAがBに変化する速度が速くなります．しかし，触媒のあるなしに関わらず物質Aと物質Bとの最終的な存在比には変わりがありません．どのような触媒を使っても，AとBとの最終の存在比は変化しません．この比は，物質A，B自体によって決まっているもので，どのような触媒によって

も物質自体の，この本来の性質を変えることはできないのです．

17.5 酵素の作用がおよぶ範囲

ある物質（A）が物質（B）に変換できるかどうかは，物質（A）と物質（B）に備わった性質によるもので，外力で左右できないものです．今，物質（A）が変化して別の物質（B）に変化したとします．そのとき，物質（A）の何パーセントが物質（B）に変換されるのかは，物質（A）と物質（B）が元々もっている性質によって定まっています．このような，それぞれの物質に備わった性質は，どのような酵素をもってきても変えることができません．酵素が影響できるのは，「物質（A）が物質（B）へ変換する」ときの「速さ」だけです．

17.5.1 酵素の基質

酵素の作用を触媒作用といい，酵素が触媒作用を及ぼす物質を，「酵素の基質」といいます．通常は，「基質」というと「酵素の基質」を指します．酵素の触媒作用に見られる著しい特徴は，基質として少しでも変形したものをもってくると，もはや触媒作用が見られなくなるという点です．ある種の酵素には，ある特定の限られた基質だけが存在するのです．このことを，酵素の「基質特異性」といいます．

17.5.2 酵素反応の特異性

物質（A）が物質（B）に変化するとき，いろいろな反応過程をたどることができるとしても，酵素の触媒作用はある特定の反応過程だけに作用します．これを酵素の「反応特異性」といいます．

個々の酵素に反応特異性がありますから，いろいろな酵素が組合わさって次々と触媒作用が行われて物質が変化して行くとき，ある一定の経路だけが経由されます．

17.5.3 生命現象は酵素の特異性によっている

地球上の生物体内では，二酸化炭素と水を原料として光エネルギーによって有機物が生成し，次いで有機物は分解されて二酸化炭素と水に戻り化学エネル

ギーが放出されます．これらの全過程が一定の経路をたどるのも，限られた一定の種類の酵素が生物体内に存在するからです．これらの経路を代謝経路といいます．

地球上の無数の生物種に共通の代謝経路が見られることは，地球上の生物が共通の祖先をもっていた証拠です．また，酵素作用には基質特異性と反応特異性があるので，生物の代謝系が常に一定に保たれているのです．

17.6 酵素の触媒作用の意味

酵素の触媒作用は，物質が変化する時の活性化エネルギーを小さくするものです．このことを，もう少し詳しく見てみましょう．

17.6.1 物質に備わっている固有の性質

日常私達の目の前にある物質は，常温で安定しているので常に変わらない姿・形を目で見ることができるのです．物質が安定であるのは，その物質が変化しにくいということで，そこにエネルギー障壁があるからです．エネルギー障壁が高い（大きい）ものほど，安定な物質です．

地球上の物質はそれぞれの物質特有のエネルギーレベルで存在します．物質（A）が物質（B）に変化する時の経路をたどってエネルギーのレベルを調べますと，図17.1，図17.2にありますように，物質（A）はエネルギーの障壁を乗り越えてから物質（B）に変化します．物質（A）の周りにはエネルギーの壁（障壁）があってその壁を越えなければ変化が起こりません．物質（A）は，エネルギー障壁以上のエネルギーを与えられるとき活性化されますので，変化を開始します．このとき物質（A）のエネルギーレベルは高められていて，活性化エネルギーの山の頂点に位置しています．この後，物質（A）は物質（B）へと変化しますが，同時にそのエネルギーレベルも物質（B）のレベルへ近づいてゆきます（図17.2）．

炭は常温では安定ですから，何年置いておいても変化しません．ところがマッチの火を付けて活性化エネルギーに相当するエネルギーを供給しますと炭素が酸素と結合を始めます．外見上，炭が赤く燃えて高熱を発しています．

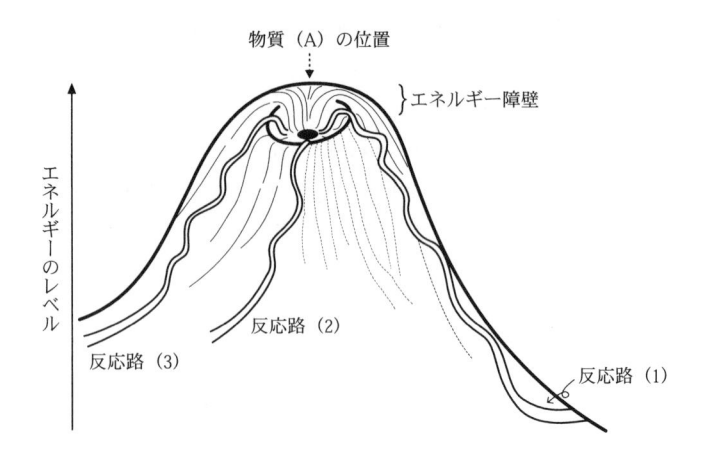

図 17.1 物質の周囲に外輪山のように聳えるエネルギー障壁の山

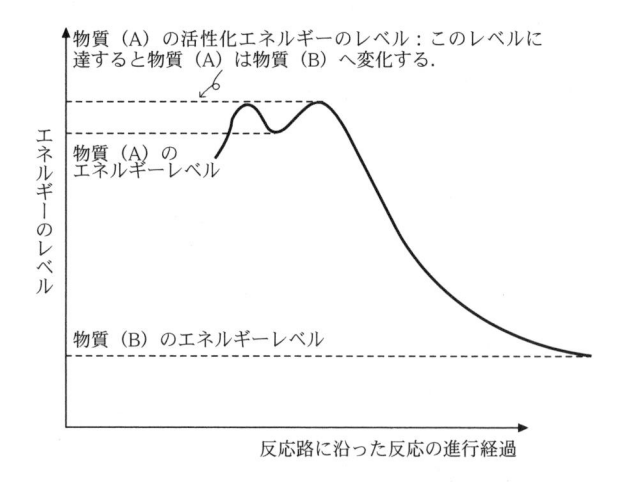

図 17.2 図 17.1 の断面図

17.6.2 酵素は反応のための活性化エネルギーを小さくする

炭にマッチで火を付けたときに見られるように，物質が変化を起こすためには活性化エネルギーが供給されなければなりません．酵素があると，この活性化エネルギーが小さくされるので，物質の変化が容易になるのです（図17.3）．ただし，どのように酵素が作用しても，物質（A）と物質（B）のそれ

第 17 章 酵 素

[図: 酵素存在下における物質(A)の活性化エネルギーの高さ、酵素によって活性化エネルギーが減少する分、物質(A)のエネルギーレベル、物質(B)のエネルギーレベル、縦軸：エネルギーレベル、横軸：反応軸(反応の進行経過)]

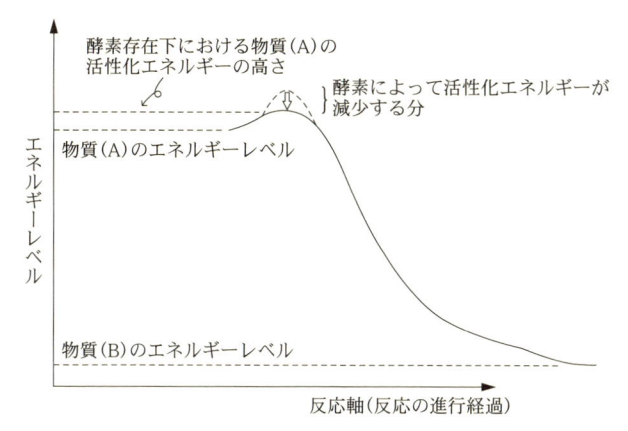

図 17.3 酵素は活性化エネルギーを引き下げる

ぞれのエネルギーレベルは変りませんから，反応終了後の物質（A）と物質（B）の存在比には変化が生じません *.

17.7 酵素と基質との出会い

　酵素はタンパク質ですが，タンパク質はアミノ酸という分子が無数に結合したものです．酵素を形づくっているタンパク質の多くはおよそ 200 〜 300 個ほどのアミノ酸が結合したものが多いのです．1 分子のアミノ酸の分子量は百数十位ですから，1 分子のタンパク質は分子量が約 3 万位になります．このタンパク質の一部分に酵素の触媒作用の中心があります．活性の中心部分では数個のアミノ酸が寄り集まって特定の構造をつくっています．
　基質（A）が酵素のこの活性中心に近づくと軽く結合し，直ちに活性化エネルギーの低い状態になって生成物（B）へと変身します．このときの反応を「酵素の触媒作用によって変化した」といいます．

17.7.1　酵素反応のモデル：その 1
　酵素と基質との出会いは，通常は水溶液の中で起こる反応ですが，膜の上な

＊：物質（A）のエネルギーレベルと物質（B）のエネルギーレベルの比が、物質（A）と物質（B）の最終的な存在比（反応が平衡になったときの存在比）に対応（比例）している．

どの制限された環境で起こる場合もあります．どんな環境で反応が起こるのかは酵素の種類によって決まっています．

酵素と基質との出会いの様子を模型にして数式をつくった人達がおります（図 17.4）．100 年以上も前のことですが，ミカエリスとメンテンの二人の名前のついた式が知られています（図 17.5）．

17.7.2 酵素反応に影響する物質

酵素には活性中心という部分があって，その場所で基質は生成物に変換します．活性中心をふさいでしまうと酵素の触媒活性は失われてしまいます．このように活性中心に作用して酵素活性を失わせる物質を酵素活性阻害剤とか酵素阻害剤といい，単に阻害剤ということもあります．

阻害剤には，基質と競合して活性中心を奪い合うものがあります．この場合には基質の濃度が高くなりますと阻害剤は追い出されてしまいます．基質と競争し合うという意味で**競争阻害剤**といわれる一群です．

阻害剤の中には，基質と競争しないで酵素と結合してしまうものがあります．**非競争阻害剤**といわれるものです．

これらの他に少数例ですが，酵素に基質が結合した複合体にだけ結合する阻害剤もあります．この阻害剤は**反競争阻害剤**といわれます．

図 17.5 の式に各形式の阻害様式を組み込みますと，阻害剤の濃度と基質の濃度と反応速度との関係が表現できます．

実際にも，阻害剤のいろいろな濃度について基質と反応速度の関係を測定し

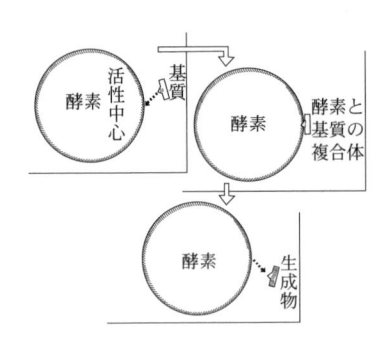

図 17.4 酵素と基質の出会い

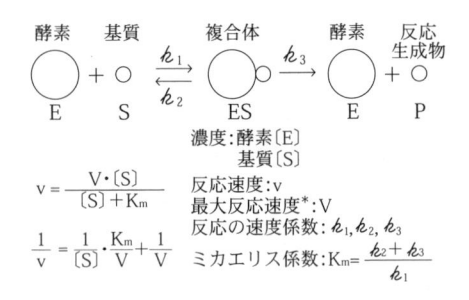

$$E + S \underset{k_2}{\overset{k_1}{\rightleftharpoons}} ES \overset{k_3}{\longrightarrow} E + P$$

濃度：酵素 $[E]$
　　　基質 $[S]$

$$v = \frac{V \cdot [S]}{[S] + K_m}$$

反応速度：v
最大反応速度*：V
反応の速度係数：k_1, k_2, k_3

$$\frac{1}{v} = \frac{1}{[S]} \cdot \frac{K_m}{V} + \frac{1}{V}$$

ミカエリス係数：$K_m = \dfrac{k_2 + k_3}{k_1}$

図 17.5 ミカエリス・メンテンの式
＊酵素が基質で飽和したときの反応速度．これ以上基質濃度を増しても反応速度は増加しない．

ますと，どの形式の阻害様式であるのかがわかります．阻害様式も酵素の特性の一つです．

17.7.3 酵素反応のモデル：その2
酵素は通常は1本のタンパク質からできておりますが，複雑なものでは，数個のタンパク質が寄り集まってできております．これらの，一本一本のタンパク質をサブユニットといいます．サブユニットには活性中心のあるもの(C)と，ないもの(R)とがあります．サブユニット(R)には基質以外のある特定な物質が結合できて，活性中心をもったサブユニットに影響を及ぼすことがあります．いわば，活性中心に対する遠隔操作のような作用が見られるのです．この種の酵素をアロステリック酵素といいます．「アロステリック」とは「立体構造の上で異なった位置」に「基質」と「別の影響物質」が存在することを意味します．

17.7.4 代謝制御に見られるアロステリック酵素
物質が代謝されるときの制御には，酵素活性が増強されたり微弱にされる方式のものがあります．

特に代謝系全体の流れを統制するような位置にある酵素を鍵酵素といいます

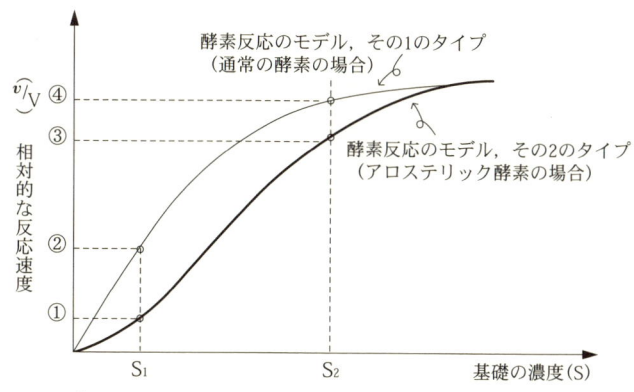

基質の濃度がS_1からS_2に増加した場合．
反応速度は： $\begin{cases} \text{通常の酵素では②から④に約2倍増加する場合でも} \\ \text{アロステリック酵素では①から③へ約6.5倍と著しく増大する．} \end{cases}$
基質濃度の変化が同じでも，両酵素の反応速度への影響は著しく異なることを示している．

図 17.6 アロステリック酵素の巧妙な性質

が，鍵酵素としてはアロステリック酵素のもっている特性が好都合で，代謝系の制御がスムーズに行えます．図17.6で，基質（S）の濃度が S_1 から S_2 へと一定量変化した場合に，反応速度がどのように変化するのかを、通常の酵素とアロステリック酵素の場合で比べて見ます．

17.8　酵素と補助因子

酵素の働きがスムーズに行われるためには，いろいろな補助物質が必要です．その一つが補酵素です．

17.8.1　いろいろな補酵素

いろいろな化合物の一部分を動かして入れ替えるような酵素反応の場合に，補酵素が物質のやりとりの仲立ちをしています．補酵素の大きさは，酵素と較べて遥かに小さくて半透膜を通過してしまいます．

多くのビタミンB群は補酵素の役割をもっていたり，補酵素の構成成分の一部分になっています．

ビタミン B_1 や B_2 や B_6 は補酵素としてよく知られています．ナイアシン（ニコチン酸）もニコチン酸アミドとして脱水素酵素の補酵素の一部分になっています．脱水素酵素とはある化合物から水素を奪ったり，ある化合物に水素をつけ加えたりする酵素をいいますが，この場合，水素は補酵素を経由して，すなわち補酵素にいったん結合されてから別の化合物に伝達されます．

この他にも，いろいろな種類の補酵素があります．

17.8.2　いろいろな補欠分子族

酵素の働きを助ける物質のうちで，酵素に結合して酵素活性を大きくするものがあり，酵素が活性を発現するためには不可欠な成分です．補欠分子族ともいいます．また，活性中心に配位して酵素活性を発現させる金属イオンがあり，亜鉛や鉄などがあります．

17.8.3　酵素を安定にする物質

一緒に存在することで酵素を安定にする物質があります．特に，精製した酵

素を安定に保つために有効な物質がいくつも知られています．

　酵素タンパク質を安定にする物質には，酸化防止剤のように酸素による酸化を防いで酵素の立体構造を保つものがあります．

　アルコール類は水酸基（OH 基）を沢山もっているので，酵素の周辺の水分子の間に入り込むことができます．アルコール類は，酵素分子の表面が水と接触している状態に影響を与えて，酵素タンパク質の構造を安定に保ちます．

　ある種の酵素は，高い塩濃度の中に置くと安定になります．これも酵素の構造が崩れ難くなるからです．

　溶液中のタンパク質濃度が高い場合や，異種のタンパク質と共存していると，酵素が安定に保たれる場合があります．

　タンパク質分解酵素が微量でも混在するときは，タンパク質分解酵素の阻害剤を混ぜて酵素タンパク質の分解を防いだり，余分のタンパク質を混ぜて酵素タンパク質の分解率を減らしたりしても安定に保てます．

　以上のような安定化の条件が備わった場合でも，さらに酵素が低温に保たれるほどその効果が上がります．

17.8.4　酵素の活性には適温がある

　酵素が触媒する反応は元を正せば化学反応ですから，温度が高いほど反応が速くなります．それとともに酵素タンパク質の変性の速度も速くなるので，温度が上昇するにつれてタンパク質変性の分だけ酵素活性は低くなります．酵素による総合的な触媒反応は，ある温度になったとき最高の値を示します．これを至適温度といいます．通常は室温，すなわち高等動物の体温付近に至適温度があります．温泉などに棲む高温細菌などで見られる例では，80℃以上の高温に最適な温度をもったものもありますが，これはむしろ例外と考えてよい例です．

17.8.5　酵素活性に最適な pH

　通常の酵素では中性付近に最適な pH の範囲があります．しかし数は少ないのですが，酸性プロテアーゼやアルカリプロテアーゼのように酸性やアルカリ性の領域に最適の pH 範囲をもった酵素もあります．この pH を至適 pH といいます．

第18章

免　疫

18.1　免疫とは何か

　地球上には何万種という数の生物が生きていますが，同じ種でも1匹毎，1頭毎にそれぞれ少しずつ違っています．身体の成分の一部がわずかに違っているのです．少しでも違った部分があるので一つの個体は他の個体から区別できています．

　生物は，自身に固有の成分をもつことによって，自己と他とを区別していますが，この機構を備えているので，他の生物に侵されることが防がれています．生物の内と外とがきちんと区切られていて，内外が簡単に混ざりあってしまうことはありません．

　微生物をはじめウイルスのように小さいものでも，容易には動物や植物の体中に潜り込めません．動物や植物には，むやみに微生物やウイルスが体内や細胞内に入ってこないような仕掛けが備わっているからです．その一つとして，動物は免疫の機構を備えて微生物やウイルスの侵入に抵抗しています．免疫の機構というのは「自己を他己から区別する」仕組みのことです．

18.1.1　免疫の仕掛け

　動物に見られる免疫の仕掛けには細胞性のものと体液性のものとがあります（図18.1）．

　細胞性のものでは免疫を担う特殊な細胞が働くものです．

　体液性の場合には血清中のある種のタンパク質が重要な働きをしています．

第18章 免疫

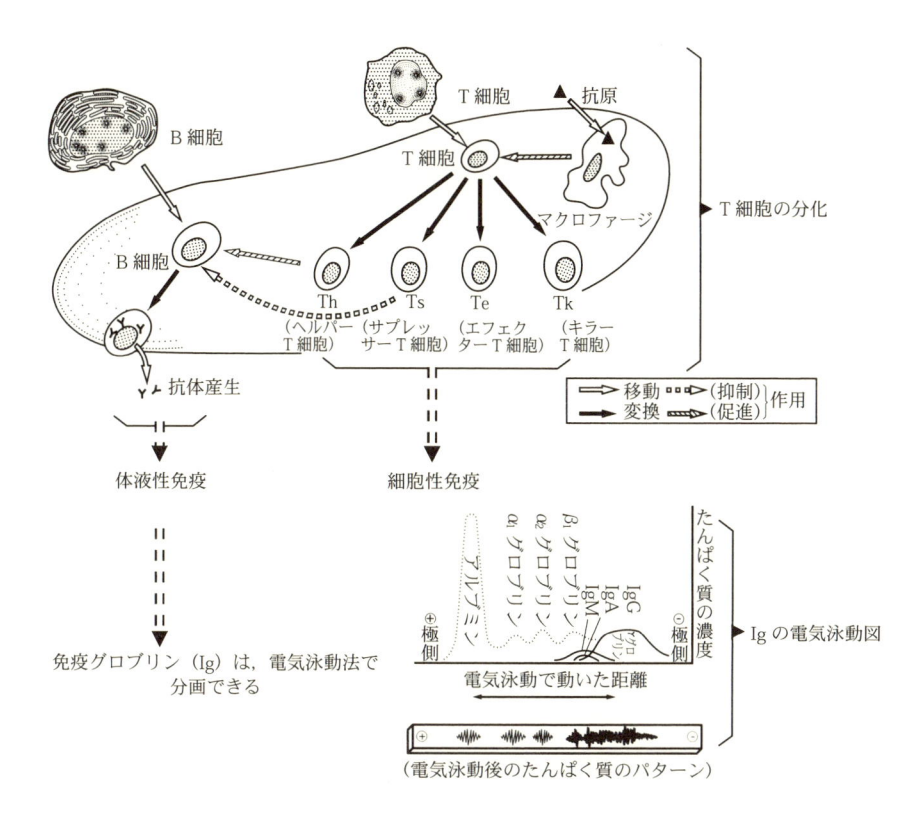

図 18.1 体液性免疫と細胞性免疫の関係
〈図解 栄養生理学・生化学（片山眞之・片山洋子共著）の図を改変〉

血清中のこのタンパク質を免疫タンパク質ともいい，また抗体ともいいます．

18.1.2 抗体の出現

外部から初めて異種の成分が入ってきたとき，これに反応して血液中に特殊なタンパク質が生成されます．このタンパク質を抗体といい，初めに外部から入ってきて抗体をつくるきっかけをもたらした成分を抗原といいます．

生成された抗体はしばらく体内に留まります．体内に抗体が残っている間は，次に外部から入ってきた抗原は捕捉されてしまいます．体内の抗体は血清中に存在していて，免疫グロブリン（Immunoglobulin, Ig）といわれます．なお，

Ig は 5 クラスに分類されていて，IgG, IgM, IgA, IgD, IgE と呼ばれています．これらは血清中のガンマ（γ）-グロブリンの画分に主として存在しています．

18.1.3　抗原抗体反応

抗体に抗原が捕まって沈殿してしまう反応を，抗原抗体反応といいます．抗原になる物質には，タンパク質やペプチド（英語読みにして，ペプタイドともいいます），糖質や脂質など，いろいろなものがあります．数個のアミノ酸からできた小さいペプチドをはじめ，分子量が数十万という巨大分子まで抗原として作用します．巨大分子の場合でも抗原として認識されている部分はごく小さい部分です．

ある抗原が抗体をつくらせていたとします．この抗原と同じ構造を細胞壁表層にもった微生物が近くに来ると，その抗体はこの微生物とも反応します．

ガンの免疫療法の場合には，ガン細胞の表層に正常細胞とは異なる部分があって，そこを抗体が認識して攻撃を仕掛けてくれた結果，ガン細胞が死滅しガンの塊が小さくなっていくのです．

18.1.4　体液性抗体の形

血清中にある抗体を免疫グロブリン（Ig）と書きましたが，その生成の概略を図 18.1 に示しました．また，Ig の構造は次のような形をしています．

いくつかある Ig は，いずれも基本的には 2 本の H 鎖と 2 本の L 鎖からできています．図 18.2 にあげた IgG にその代表的な構造を見ることができます．

18.1.5　Ig の種類

さて，Ig（抗体）は抗原の種類に対応して出現しますから，抗体の種類は抗原の種類だけ無数にあります．

そのように無数の抗体ができあがる仕組みは，抗体の腕の部分にあります．抗体の腕の先端部分には，可変部という部分がありますが，ここが抗体の種類に応じて変化している部分です．図 18.2 の「可変領域」の部分です．可変部（可変領域）は沢山の成分から構成されていますから，その成分の一部が入れ替わればいろいろな種類の組み合わせが可能であり，いろいろな抗体ができあがるのです．

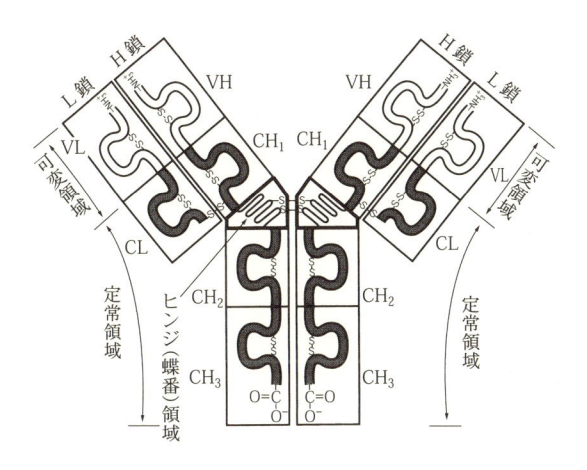

図 18.2 免疫グロブリン IgG の化学構造（模式図）

18.1.6 抗体の腕

免疫グロブリン（Ig）の例として，ここでは IgG を例にとって見ます．図 18.2 に見られるように，1 個の抗体は「定常領域」と「可変領域」の 2 種の部分から構成されています．IgG の中にも抗原の種類に応じていろいろな種類がありますが，どの種類でも IgG の「定常領域」は同じものです．「定常領域」の一部にはちょうつがい（蝶番，ヒンジ）の部分があって「蝶番」から先には H 鎖の腕の部分が結合しています．さらに，H 鎖に寄り添うように L 鎖が結合しております．H 鎖の先端半分は「可変領域」といい，ここに寄り添っている L 鎖の部分も「可変領域」です．「可変領域」は，抗体の種類毎に異なっていることが特徴です．以上のような構造のユニットが 2 個組み合わさって 1 個の IgG を形成しています．すなわち，L 鎖 2 本と H 鎖 2 本です（図 18.2）．

IgA や IgM も IgG とよく似た構造をしておりますが，これは免疫グロブリンの全体を通じて見られる特徴です．

免疫グロブリンの腕を構成する「可変領域」の部分は，いろいろなアミノ酸からできており，N-末端の端から数えて 110 個余りのアミノ酸が結合したものです．

いま，仮に次のような計算をして見ましょう．「可変領域」には，約 110 個のアミノ酸が結合しています．ここへはどのようなアミノ酸でももってくるこ

とができるとします．天然のアミノ酸は20種類余りありますから，110個のアミノ酸の座に20種類が来る組み合わせは $20 \times 20 \times 20 \times \cdots = 20^{110}$，すなわち20の110乗通りあることになります．

このことは，あらゆる抗原に対応した抗体があり得ることを示しています．

18.1.7 抗原の種類に対応した遺伝子の部分

H鎖の遺伝子には，定常領域に対応したアミノ酸配列を決める部分とともに，可変領域のアミノ酸配列を決める部分とが結合しております．L鎖の遺伝子にも，同様に，定常領域に対応したアミノ酸配列を決める部分とともに，可変領域のアミノ酸配列を決める部分とが結合しております．遺伝子の上で可変領域を決める部分が変化していろいろなアミノ酸の組み合わせをつくり出しています．免疫を担うグロブリンが発現するのは，免疫グロブリンの遺伝子が出現することによっています．

18.2 食物成分が抗原にならないための仕組み

食物は動物，植物，微生物に由来していますから，抗原になりうる成分が沢山含まれています．ところが，毎日同じような食事をしていても食事成分からは抗体が生成されないので，抗原抗体反応は起きません．

それは何故でしょうか．動物は食べ物が抗原にならないように，食物成分を消化して小さい最小単位の形にしてから吸収するからです．

しかし，時には何かの拍子に抗原になりうるような物質やペプチド（アミノ酸が少数結合したもの）が吸収されることがあります．この結果として抗体が体内にできてしまいますと，同じような物質やペプチドが再び吸収されたとき，その物質やペプチドを排除しようとして，生体には抗原抗体反応が起こります．

18.2.1 アレルギー反応の原因となる抗体

ある特定の物質に対して生体が過剰に免疫反応をする場合があります．このことを過敏症といい，アレルギーともいいます．アレルギーの場合には免疫の応答が過敏すぎて，生体が障害を起こしています．

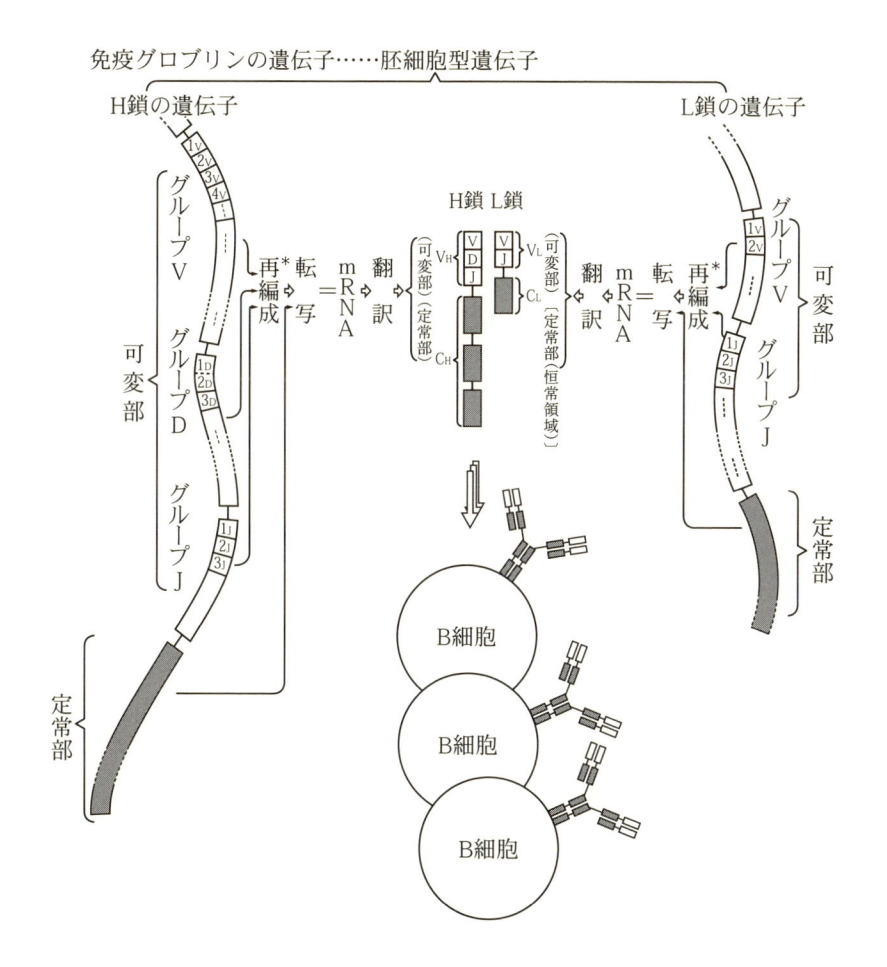

図18.3 免疫グロブリン遺伝子の組みかえ再編によるいろいろな免疫グロブリンの生成
〈図解 栄養生理学・生化学（片山眞之・片山洋子共著）の図を改変〉

　アレルギーを起こす抗原をアレルゲンともいいますが，どの様に生体に入り込んで来るかによって3種類に分類されています．**食事性（経口性）**アレルゲンには，牛乳や卵，海老などが知られています．最近，都会で問題になっているのは**吸入性**アレルゲンの場合で，イエダニや花粉があります．また，薬品や金属に接触して起こる**接触性**アレルゲンが知られています．時計の金属バンドや金属ネックレスに例を見ることができます．

18.2.2　いろいろなアレルギー

　花粉症やじんま疹をⅠ型アレルギーといいます．抗原の物質がどのような経路でまたどのくらいの量が侵入してきたかによってアレルギーの程度は変わってまいります．Ⅰ型アレルギーには，主として IgE 抗体が関わっています．抗原と接触した IgE はマスト細胞などの表層にあるレセプターと結合して，ヒスタミンなどの活性物質を放出させ血管の透過性を増加させるなどの，障害を起こします．これらは短時間に起こる反応で即時型過敏症といわれるものです．

　Ⅱ型アレルギーは，IgG や IgM が関わっているものです．補体系を活性化するので，細胞が障害を受けてしまうタイプです．自己免疫性溶血性貧血などが知られています．表層に抗原をもった細胞に抗体が結合したとき補体系が活性化されて，細胞が破壊されてしまいます．また破壊されなくても，この抗体が結合した細胞は多形核白血球やマクロファージに接近されて飲み込まれてしまいます．

　Ⅲ型では抗原抗体複合体が作用するタイプです．この複合体が皮膚や血管や腎臓などにくっ付くと（沈着），補体系が活性化されます．補体が生成すると，リソソームで脱顆粒反応が起こったり貪食細胞が集積したり血管透過性が増加します．その結果，組織や細胞に障害が発生するのです．

　以上のⅠ型，Ⅱ型，Ⅲ型は抗体が関与するタイプですが，これらとは違って，Ⅳ型ではT細胞が関わるものです．抗原が接触した後，症状が出るまでに時間がかかるので遅延型過敏症といわれるものです．ツベルクリン反応はこのタイプのもので，1日から3日くらいの時間が必要です．

あとがき

　現在，日本人の平均寿命は世界最高齢に達していますし，100歳以上の高齢の人も大変多くなっております．一方で，健康に不安を抱いている人も多く，健康志向のブームが続いています．この世情を反映して，最近のTVのコマーシャルや新聞の広告や折り込みちらしには，新開発・新発売の飲食物・サプリメントなどの，新奇な効能をうたった商品が目白押しです．なかには，おかしなものもあるので，要注意です．また，市販の食品のなかには「問題あり」として指摘されるものが跡を絶ちません．このような状況・風潮への有効な対処の仕方は，栄養学の正しい知識を身につけて，自身の頭で考え納得できたものだけを受け入れることです．

　現代日本人の食料調達は脆く儚い基盤の上に立っています．われわれの未来や私達の子や孫達の将来を安心なものにするためには，多くの人が正しい栄養学を修得して，私達の将来の食料調達をめぐる生活基盤や社会情勢についても，しっかりした見識をもつことです．健康に長寿の人生を送ることは万人の願いです．この願いを実現させるためには，パワーアップされた栄養学の知識が極めて必要とされます．本書がそのための一助になれば幸甚です．

　本書はかって「鍼灸Osaka（Osaka Journal of Clinical Acupuncture & Moxibustion）」（季刊，森ノ宮医療学園出版部発行）に連載されたもの（「やさしい栄養学」）を元にして，再編・書き直したものです．当誌連載に際していろいろご支援いただき，本書への再編にご快諾いただいた「鍼灸Osaka」編集部，とりわけ井上悦子さんに厚くお礼申し上げます．また，本書出版に際して，産業図書編集部鈴木正昭氏をはじめ多くの方々にお世話になりました．厚くお礼申し上げます．

　　　　　　　　　　　　　　2004年12月5日　片山眞之・片山洋子

索　引

あ　行

亜鉛（あえん、Zn）‥‥‥ 36, 42, 65
アクチン ‥‥‥‥‥‥‥‥‥‥ 134
アスコルビン酸（L-）‥‥‥‥‥ 58
アセチルグルコサミン ‥‥‥‥ 107
アセチル CoA（活性型の酢酸）
　‥‥‥‥‥ 104, 107, 108, 121, 123
アセチルコリン ‥‥‥‥‥‥‥ 107
アセトアルデヒド ‥‥‥‥‥‥ 121
アセトアルデヒド脱水素酵素 ‥ 140
アトウォーター ‥‥‥‥‥‥‥‥ 47
アポ酵素 ‥‥‥‥‥‥‥‥‥‥ 133
アミノ基 ‥‥‥‥‥‥‥‥‥‥ 140
アミノ酸 ‥‥‥ 53, 75, 85, 86, 93, 131
アミノ酸プール ‥‥‥‥‥‥ 86, 125
アミラーゼ ‥‥‥‥‥‥‥‥‥ 134
アミラーゼ類 ‥‥‥‥‥‥‥‥‥ 76
アミロース ‥‥‥‥‥‥‥‥ 87, 88
アミロペクチン ‥‥‥‥‥‥ 87, 88
アラキドン酸（$C_{20:4}$）
　‥‥‥‥‥‥ 109, 111, 112, 113, 115
アルカリ ‥‥‥‥‥‥‥‥‥‥‥ 34
アルカリイオン ‥‥‥‥‥‥‥‥ 38
アルカリ性 ‥‥‥‥‥‥‥‥‥‥ 32
アルカリ性食品 ‥‥‥‥‥‥‥‥ 35
アルギニン ‥‥‥‥‥‥‥‥‥‥ 85
アルコール ‥‥‥‥‥‥‥‥ 78, 141
アルコール脱水素酵素 ‥‥‥ 36, 140
アルデヒド ‥‥‥‥‥‥‥‥‥ 116

アルドース ‥‥‥‥‥‥‥‥‥ 116
α-1, 6-結合 ‥‥‥‥‥‥‥‥‥‥ 87
α-グロブリン ‥‥‥‥‥‥‥‥ 134
α（アルファ）結合 ‥‥‥‥‥‥ 87
αケトグルタル酸 ‥‥‥‥‥‥ 107
α-トコフェロール ‥‥‥‥‥‥‥ 64
α-リノレン酸（$C_{18:3}$）
　‥‥‥‥‥‥‥‥‥‥ 109, 110, 112
アレルギー反応 ‥‥‥‥‥‥‥ 154
アレルゲン ‥‥‥‥‥‥‥‥‥ 155
アロステリック酵素 ‥‥‥‥‥ 147
アンチポート ‥‥‥‥‥‥‥‥‥ 95
アンモニア ‥‥‥‥‥‥‥‥‥ 125

胃 ‥‥‥‥‥‥‥‥‥‥‥‥ 77, 78
胃液 ‥‥‥‥‥‥‥‥‥‥‥‥‥ 77
イオンチャンネル ‥‥‥‥‥‥‥ 92
イオン（の）濃度 ‥‥‥‥‥‥‥ 41
異性化酵素 ‥‥‥‥‥‥‥‥‥ 141
イソマルターゼ ‥‥‥‥‥‥‥‥ 88
イソマルトース ‥‥‥‥‥‥ 88, 117
イソメラーゼ ‥‥‥‥‥‥‥‥ 141
I 型アレルギー ‥‥‥‥‥‥‥ 156
遺伝 ‥‥‥‥‥‥‥‥‥‥‥‥‥ 10
遺伝情報 ‥‥‥‥‥‥‥‥ 27, 127
イミノ酸 ‥‥‥‥‥‥‥‥‥‥‥ 84
胃幽門部 ‥‥‥‥‥‥‥‥‥‥‥ 77
陰イオン ‥‥‥‥‥‥‥‥‥ 32, 80
インシュリン ‥‥‥‥‥‥ 133, 134
インシュリンタンパク質 ‥‥‥ 132

エイコサテトラエン酸 ……… 112
エイコサトリエン酸 ………… 112
エイコサペンタエン酸（EPA）
　………………… 109, 111, 112
栄養 …………………………… 7, 8
栄養素 ………… 7, 75, 82, 91, 101
エキソペプチダーゼ …………… 86
液滴 …………………………… 24
液胞 ……………………………… 4
エステル ……………………… 141
エチルアルコール（エタノール）
　………………………… 78, 121, 140
エーテル結合 ………………… 141
エネルギー消費量 ……………… 45
エネルギー障壁 ………… 143, 144
エネルギーの変換 ……………… 10
エネルギーレベル ……… 143, 144
エフェクターT細胞 …………… 151
えら …………………………… 40
エリトロース-4-燐酸 ………… 122
エルゴステロール ……………… 60
塩化ナトリウム ………………… 76
塩基性アミノ酸 ………………… 83
塩基成分（A, T, C, G）…… 129, 130
塩基成分（A, U, C, G）………… 129
エンドサイトーシス …………… 96
エントロピー …………………… 17

オキサロ酢酸 ………… 107, 123, 124
オクタデカテトラエン酸 ……… 112
オペロンのリプレッサー ……… 134
オリゴペプチド ………………… 86
オルガネラ ……………… 3, 4, 18
オルニチン …………………… 127
オルニチン輸送路 …………… 126
オレイン酸 …………………… 112

か　行

解糖系 ………………… 118, 120
解離 …………………………… 32
化学エネルギー ……… 10, 13, 14, 45
化学価 ………………………… 53
化学合成型 …………………… 16
化学合成型無機栄養生物 ……… 15
化学合成型有機栄養生物 ……… 15
鍵酵素（キーエンザイム）…… 124
拡散 …………………………… 91
核酸 ………… 3, 27, 28, 127, 128, 129
加水分解酵素 ………………… 140
化石燃料 ……………………… 15
活性化エネルギー …… 143, 144, 145
活性型インシュリン ………… 132
活動代謝 ……………………… 47
果糖 …………………………… 88
壁細胞 ………………………… 77
可変領域 ……………… 153, 154
ガラクトース ………………… 88
カリウム（K）……… 40, 65, 70, 71
カルシウム（Ca）
　……………… 38, 39, 65, 66, 67
カルシウムポンプ ……………… 66
カルバミル燐酸 ………… 126, 127
カルボキシペプチダーゼ …… 82, 85
カールモジュリン …………… 134
カロリー ……………………… 46
還元 …………………………… 19
還元型補酵素（NADPH）…… 104
管腔内消化 …………… 75, 82, 88
肝臓 ……………………………… 4
乾燥穀物 ……………………… 30
ガンマ（γ）-グロブリン …… 152
γ-トコフェロール …………… 64

索　引

γ-リノレン酸（$C_{18:3}$）⋯⋯ 110, 112

貴金属 ⋯⋯⋯⋯⋯⋯⋯⋯⋯ 38
基質 ⋯⋯⋯⋯⋯⋯⋯⋯⋯ 147
基質濃度 ⋯⋯⋯⋯⋯⋯⋯ 146
キシルロース-5-燐酸 ⋯⋯⋯ 122
基礎代謝 ⋯⋯⋯⋯⋯⋯⋯ 47
基礎代謝量 ⋯⋯⋯⋯⋯⋯ 52
基底膜 ⋯⋯⋯⋯⋯⋯⋯⋯ 90
キナーゼ ⋯⋯⋯⋯⋯⋯⋯ 119
キモトリプシノーゲン ⋯⋯ 79, 84
キモトリプシン ⋯⋯⋯⋯ 82, 85
ギャップ結合 ⋯⋯⋯⋯⋯ 97
吸収 ⋯⋯⋯⋯⋯ 75, 86, 88, 91
吸入性アレルゲン ⋯⋯⋯⋯ 155
競争阻害剤 ⋯⋯⋯⋯⋯⋯ 146
共役機構 ⋯⋯⋯⋯⋯⋯⋯ 94
魚油 ⋯⋯⋯⋯⋯⋯⋯⋯⋯ 55
キラーT細胞 ⋯⋯⋯⋯⋯ 151

クエン酸 ⋯⋯⋯⋯⋯⋯ 34, 123
グリコーゲン ⋯ 116, 118, 119, 121, 123
グリセリン酸 ⋯⋯⋯⋯⋯ 119
グリセリン酸-3-一燐酸 ⋯ 120, 123
グリセリン酸-2-一燐酸 ⋯ 120, 123
グリセリン酸二燐酸 ⋯⋯ 120, 123
グルセルアルデヒド-3-燐酸 ⋯ 122
グリセルアルデヒド燐酸
　⋯⋯⋯⋯⋯⋯⋯ 118, 120, 123
グルコース（ぶどう糖）
　⋯⋯ 88, 93, 116, 117, 118, 120, 123
グルコース-1-燐酸 ⋯⋯⋯ 120, 123
グルコース-6-燐酸 ⋯ 120, 122, 123
グルコノ-δ-ラクトン-6-燐酸
　⋯⋯⋯⋯⋯⋯⋯⋯⋯⋯ 122
グロブリン ⋯⋯⋯⋯⋯ 41, 134

クロム（Cr）⋯⋯⋯⋯⋯⋯ 65
クロロフィル ⋯⋯⋯⋯⋯ 3, 18

化粧石鹸 ⋯⋯⋯⋯⋯⋯⋯ 37
血液 ⋯⋯⋯⋯⋯⋯⋯⋯⋯ 35
血管透過性 ⋯⋯⋯⋯⋯⋯ 156
血清アルブミン ⋯⋯⋯⋯ 134
ケトース ⋯⋯⋯⋯⋯⋯⋯ 116
ケトン ⋯⋯⋯⋯⋯⋯⋯⋯ 116
原核生物 ⋯⋯⋯⋯⋯⋯⋯ 12
嫌気状態 ⋯⋯⋯⋯⋯⋯⋯ 117
原形質連絡 ⋯⋯⋯⋯⋯⋯ 97
原始大洋 ⋯⋯⋯⋯⋯⋯⋯ 25
原生生物 ⋯⋯⋯⋯⋯⋯⋯ 12

コアセルベート ⋯⋯⋯⋯ 24
高血圧症 ⋯⋯⋯⋯⋯⋯⋯ 41
抗原 ⋯⋯⋯⋯⋯⋯⋯⋯⋯ 151
抗原抗体反応 ⋯⋯⋯⋯ 152, 154
抗原抗体複合体 ⋯⋯⋯⋯ 156
光合成型 ⋯⋯⋯⋯⋯⋯⋯ 16
光合成型無機栄養生物 ⋯⋯ 15
光合成型有機栄養生物 ⋯⋯ 15
抗酸化作用 ⋯⋯⋯⋯⋯⋯ 60
構成酵素 ⋯⋯⋯⋯⋯⋯⋯ 140
合成酵素 ⋯⋯⋯⋯⋯⋯⋯ 141
酵素 ⋯⋯⋯ 5, 41, 66, 76, 77, 79, 82,
　83, 87, 109, 134, 139, 141, 142, 143, 148
酵素インヒビター ⋯⋯⋯⋯ 134
構造タンパク質 ⋯⋯⋯⋯ 134
酵素源（ノーゲン）⋯⋯⋯ 76
酵素反応のモデル ⋯⋯ 145, 147
抗体 ⋯⋯⋯⋯⋯⋯⋯⋯⋯ 153
高度不飽和脂肪酸
　⋯⋯⋯⋯⋯ 55, 104, 107, 109, 111
氷の構造 ⋯⋯⋯⋯⋯⋯⋯ 30

呼吸	20
呼吸酵素鎖	69, 70
呼吸商（RQ）	48, 49, 50
骨粗鬆（こつそしょう）症	67
コブラトキシン	134
コラーゲン	134
コラーゲンの生合成	60
コラバミン	42
ゴルジ体（装置）	4, 5
コレカルシフェロール	60
コレシストキニン-パンクレオザイミン	78
コレステロール	80

さ 行

細菌	76
最大反応速度	146
細胞	3
細胞外液	66, 67
細胞核	131
細胞性免疫	151
細胞側路	90
細胞内顆粒	18
細胞内小器官	3, 18, 91
細網内皮系細胞	96
サプレッサーT細胞	151
酸	141
酸化	19
酸化還元酵素	69, 70, 140
酸性	32
酸性アミノ酸	84
酸性食品	34, 35
酸素運搬体	69
三炭糖（トリオース）	119
自家栄養型	15

糸球体	67
シグナルペプチド	131, 132
ジグリセリド	103
自己	150
自己消化	87
自己免疫性溶血性貧血	156
脂質	4, 7, 55, 82, 89, 90, 101
脂質路	90
至適温度	149
至適 pH	149
ジヒドロキシアセトン燐酸	120, 123
ジペプチダーゼ	86
ジペプチド	86
脂肪	75, 101
脂肪顆粒	4
脂肪酸	75, 89, 102, 112
ジホスホグリセリン酸	119
ジホモ-γ-リノレン酸	112
収縮タンパク質	134
従属栄養型生物	15
重炭酸イオン（炭酸水素イオン）	78
十二指腸	78
修復	10
主細胞	77
受動輸送	91, 92, 93
ジュール	46
消化	75, 83
消化管腔内	89
消化管ホルモン	77, 78
消化吸収	82, 83, 87, 89
消化酵素	75, 77, 79, 82
蒸散	31
小腸	78
小腸吸収細胞	90
少糖類	75

食事性（経口性）アレルゲン ‥ 155
食事摂取基準‥‥‥‥‥‥ 51, 52, 53, 54, 55, 56, 65
触媒 ‥‥‥‥‥‥‥‥‥‥‥ 141
触媒作用 ‥‥‥‥‥‥‥ 139, 143
触媒反応 ‥‥‥‥‥‥‥‥‥ 140
植物 ‥‥‥‥‥‥‥‥ 11, 12, 13
植物脂質 ‥‥‥‥‥‥‥‥‥ 55
植物毒（ヒマ毒・リシン）‥‥‥ 134
食物塊 ‥‥‥‥‥‥‥‥‥‥ 77
食物連鎖 ‥‥‥‥‥‥‥‥‥ 15
蔗糖 ‥‥‥‥‥‥‥‥‥‥‥ 88
親水性 ‥‥‥‥‥‥‥‥‥‥ 83
新生児 ‥‥‥‥‥‥‥‥‥‥ 23
心臓 ‥‥‥‥‥‥‥‥‥‥‥ 4
腎臓 ‥‥‥‥‥‥‥‥‥‥‥ 67
シンテターゼ ‥‥‥‥‥‥‥ 141

膵液 ‥‥‥‥‥‥‥‥‥ 78, 79
水酸イオン ‥‥‥‥‥‥ 32, 34
水素イオン ‥‥‥‥‥ 29, 33, 76
膵臓 ‥‥‥‥‥‥‥‥‥‥‥ 78
膵臓酵素 ‥‥‥‥‥‥‥‥‥ 78
水素結合 ‥‥‥‥‥‥‥ 26, 27
水路 ‥‥‥‥‥‥‥‥‥‥‥ 90
スクシニル CoA ‥‥‥‥‥‥ 107
スクラーゼ ‥‥‥‥‥‥‥‥ 88
スクロース（蔗糖）‥‥‥ 88, 117
錫（すず）‥‥‥‥‥‥‥‥‥ 36
ステアリン酸（$C_{18:0}$）‥‥ 110, 112

制御 ‥‥‥‥‥‥‥‥‥‥‥ 10
生元素 ‥‥‥‥‥‥‥‥‥‥ 6
成長過程 ‥‥‥‥‥‥‥‥‥ 10
成長ホルモン ‥‥‥‥‥‥‥ 134
生物価 ‥‥‥‥‥‥‥‥‥‥ 53

生命現象 ‥‥‥‥‥‥‥ 10, 142
生理的燃焼値 ‥‥‥‥‥‥‥ 47
接触性アレルゲン ‥‥‥‥‥ 155
セドヘプチュロース-7-燐酸 ‥‥ 122
セルロース ‥‥‥‥‥‥‥‥ 116
セレン（Se）‥‥‥‥‥‥ 42, 65
前核細胞 ‥‥‥‥‥‥‥‥‥ 4

草食動物 ‥‥‥‥‥‥‥‥‥ 15
速度係数 ‥‥‥‥‥‥‥‥‥ 146

た　行

体液 ‥‥‥‥‥‥‥‥‥‥‥ 35
体液性免疫 ‥‥‥‥‥‥‥‥ 151
体液の浸透圧 ‥‥‥‥‥‥‥ 40
対向輸送（アンチポート）‥‥‥ 95
胎児 ‥‥‥‥‥‥‥‥‥‥‥ 24
代謝 ‥‥‥‥‥‥‥‥‥‥‥ 101
代謝回転 ‥‥‥‥‥‥‥‥‥ 53
代謝制御 ‥‥‥‥‥‥‥‥‥ 147
タイトジャンクション ‥‥‥‥ 90
ダイニン ‥‥‥‥‥‥‥‥‥ 134
太陽全放射量 ‥‥‥‥‥‥ 13, 14
唾液 ‥‥‥‥‥‥‥‥‥ 75, 76
ダグラス嚢（のう）‥‥‥‥‥ 48
多形核白血球 ‥‥‥‥‥‥‥ 156
脱離酵素 ‥‥‥‥‥‥‥‥‥ 141
多糖類 ‥‥‥‥‥‥‥‥‥‥ 75
単細胞生物 ‥‥‥‥‥‥‥‥ 12
炭酸カルシウム ‥‥‥‥‥‥ 39
炭酸水素イオン ‥‥‥‥‥‥ 78
胆汁 ‥‥‥‥‥‥‥ 78, 80, 81, 89
胆汁酸 ‥‥‥‥‥‥‥‥ 80, 89
胆汁酸塩 ‥‥‥‥‥‥‥‥‥ 90
単純脂質 ‥‥‥‥‥‥‥‥‥ 89
担体 ‥‥‥‥‥‥‥‥‥‥‥ 86

担体路 ･････････････････････ 90
単糖類 ･････････････････････ 117
タンパク質 ･･････････ 4, 7, 53, 75, 82,
　83, 85, 125, 139
タンパク質性の毒素 ･･････････ 135
タンパク質の生合成 ･･････ 127, 128
タンパク質分解酵素 ･･････････ 82

チアミン ･･･････････････････ 56
遅延型過敏症 ･･････････････ 156
チトクロームcオキシダーゼ ･･･ 70
中性アミノ酸 ･･･････････････ 84
調節タンパク質 ････････････ 134
貯蔵タンパク質 ････････････ 134

ツベルクリン反応 ･･････････ 156

定常領域 ･･････････････ 153, 154
デオキシリボ核酸 ･･････････ 3
デオキシリボース ･･････ 128, 129
適応酵素（誘導酵素）･･････ 140
鉄（Fe）･･････････ 18, 40, 65, 68, 69
鉄貯蔵量 ･･････････････････ 68
δ-トコフェロール ･･････････ 64
転移RNA ･････････････････ 130
転移酵素 ･････････････････ 140
電子伝達体 ･･････････････････ 69
電子の授受 ･･････････････････ 69
でんぷん ･･･････ 76, 116, 118, 119

銅（Cu）････････････････ 42, 65
糖質 ･････････････ 7, 82, 87, 88, 89
糖新生系 ･･････････････ 122, 123
動物 ･･････････････････ 11, 12, 13
動物脂質 ･･････････････････ 55
等方輸送 ･････････････････ 94

トキシン ･･････････････････ 134
特異性 ･･････････････ 5, 139, 142
特異動的作用 ･･････････････ 52
毒性タンパク質（トキシン）･･･ 134
毒蛇 ･･･････････････････････ 135
独立栄養型生物 ･･････････････ 15
ドコサヘキサエン酸（DHA）
　････････････････････ 109, 111, 112
ドコサペンタエン酸 ･･････････ 112
トリオース ･････････････････ 119
トリオース燐酸 ････････････ 118
トリグリセリド ･･････････ 89, 103
トリプシノーゲン ･･･････ 79, 84
トリプシン ･･････････ 82, 84, 85
トリペプチダーゼ ･･････････ 86
トリペプチド ･･････････････ 86
トロンボキサン ･･ 112, 113, 114, 115

な 行

ナイアシン（ニコチン酸）
　････････････････････ 57, 59, 148
ナトリウム（Na）･･･････ 40, 65
7-デヒドロコレステロール ････ 60

II型アレルギー ････････････ 156
肉食動物 ･････････････････ 15
ニコチン酸 ･･････････ 56, 57, 59, 148
二酸化炭素 ･･････････ 11, 13, 125, 127
二糖類 ･････････････････････ 117
日本型食事 ･･････････････････ 49
乳化 ････････････････････････ 90
乳酸 ･･･････････････････････ 123
乳糖 ･･･････････････････････ 88
尿細管 ･････････････････････ 67
尿素 ･･････････････････････ 127
尿素回路 ･･････････････ 125, 127

索引

ネフローゼ症候群 ・・・・・・・・・・・・・ 41

能動輸送 ・・・・・・・・・・・・・・・・・・・・・ 94

は 行

菌 ・・・・・・・・・・・・・・・・・・・・・・・・・・ 39
バイオマス ・・・・・・・・・・・・・・・・・・ 15
バクテリア（細菌）・・・・・・・・・・・ 76
パスツール効果 ・・・・・・・・・・・・・ 117
反競争阻害剤 ・・・・・・・・・・・・・・・ 146
パントテン酸 ・・・・・・・・・・・・・・・・ 56
反応特異性 ・・・・・・・・・・・・・・・・・ 142

ビオチン ・・・・・・・・・・・・・・・ 14, 56
光エネルギー ・・・・・・・・ 11, 14, 17
非競争阻害剤 ・・・・・・・・・・・・・・・ 146
非極性脂質 ・・・・・・・・・・・・・・・・・・ 90
卑金属 ・・・・・・・・・・・・・・・・・・・・・・ 38
微絨毛 ・・・・・・・・・・・・・・・・・・・・・・ 90
ヒストン ・・・・・・・・・・・・・・・・・・・ 134
ビタミン ・・・・・・・・・・・・・ 7, 56, 148
ビタミン A ・・・・・・・・・・・・・・ 60, 61
ビタミン B_1 ・・・・・・・・・・・・ 56, 148
ビタミン B_2 ・・・・・・・・・・ 56, 57, 148
ビタミン B_6 ・・・・・・・・・・・・ 56, 148
ビタミン B_{12} ・・・・・・・・・・・・・・・・ 56
ビタミン B 群 ・・・・・・・・・・・・・・・・ 56
ビタミン C（L-アスコルビン酸）
　・・・・・・・・・・・・・・・・・・・・・・・ 58, 60
ビタミン D ・・・・・・・・・・・ 60, 62, 63
ビタミン D_3（コレカルシフェロール）
　・・・・・・・・・・・・・・・・・・・・・・・・・・ 60
ビタミン E ・・・・・・・・・・・・・・ 63, 64
必須アミノ酸 ・・・・・・・・・・・・・・・・ 53
必須脂肪酸 ・・・・・・・・・ 104, 109, 113
ビテロゲニン ・・・・・・・・・・・・・・・ 134

ピノサイトーシス ・・・・・・・・・・・・ 96
非芳香族アミノ酸 ・・・・・・・・・・・・ 83
ヒマ毒 ・・・・・・・・・・・・・・・・・・・・・ 134
ピリミジン類 ・・・・・・・・・・・・・・・ 128
ピルビン酸 ・・・・・・ 118, 120, 123, 124

ファゴサイトーシス ・・・・・・・・・・ 96
フィブリノーゲン ・・・・・・・・・・・ 134
フェリチン ・・・・・・・・・・・・・・・・・ 134
不活性型酵素 ・・・・・・・・・・・・・・・・ 87
副交感神経 ・・・・・・・・・・・・・・・・・・ 78
副腎皮質刺激ホルモン ・・・・・・・ 134
浮腫（むくみ）・・・・・・・・・・・・・・ 41
物質移動 ・・・・・・・・・・・・・・・・・・・・ 94
沸点 ・・・・・・・・・・・・・・・・・・・・・・・・ 26
物理的燃焼値 ・・・・・・・・・・・・・・・・ 47
不飽和脂肪酸 ・・・・・・・・ 63, 110, 112
フマル酸 ・・・・・・・・・・・・・・ 107, 127
プラスイオン ・・・・・・・・・・・・・・・・ 32
フラビン酵素 ・・・・・・・・・・・・・・・・ 57
プリン ・・・・・・・・・・・・・・・・・・・・・ 128
フルクトース（果糖）・・・・・・ 88, 117
フルクトース-1,6-二燐酸
　・・・・・・・・・・・・・・・・・・・・・ 120, 123
フルクトース二燐酸 ・・・・・・・・・ 119
フルクトース-6-燐酸 ・・・・・ 120, 122, 123
プロインシュリン ・・・・・・・・・・・ 133
プロカルボキシペプチダーゼ ・・・ 84
プロスタグランジン（PG）・・・・ 109, 112, 113, 114
プロビタミン D ・・・・・・・・・・・・・・ 62
プロビタミン D_2 ・・・・・・・・・・・・・ 60
プロビタミン D_3 ・・・・・・・・・・・・・ 60

β-グロブリン ・・・・・・・・・・・・・・ 134

β（ベータ）酸化 ･･････ 102, 105
β-トコフェロール ･･････ 64
蛇毒（コブラトキシン） ･･････ 134
ペプシノーゲン ･･････ 76
ペプシン ･･････ 82, 84, 134
ペプチド ･･････ 75
ペプチドホルモン ･･････ 40
ヘム ･･････ 18
ヘム色素 ･･････ 41
ヘムタンパク質 ･･････ 69
ヘモグロビン ･･････ 3, 40, 68, 69, 134
ヘルパーT細胞 ･･････ 151
ペントース燐酸回路 ･･････ 121, 122

芳香族アミノ酸 ･･････ 83
飽和脂肪酸 ･･････ 107, 110
補欠分子族 ･･････ 148
補酵素 ･･････ 56, 57, 58, 102, 148
補助因子 ･･････ 148
ホスホエノールピルビン酸
　　　　　　　　･･････ 119, 123, 124
ボツリヌス ･･････ 135
ボツリヌス毒素 ･･････ 134
骨 ･･････ 39, 40
ホルモンタンパク質 ･･････ 134, 135
ホルモン・レセプター ･･････ 134
ホロ酵素 ･･････ 133
ボンブカロリーメーター ･･････ 46
ボンプ熱量計 ･･････ 47

ま 行

マイナスイオン ･･････ 32
膜貫通輸送 ･･････ 132
膜消化 ･･････ 82, 86, 88, 89
マグネシウム（Mg, Mg^{++}）
　　　　　　　　･･････ 18, 65, 70, 71

マクロファージ ･･････ 151, 156
マスト細胞 ･･････ 156
マリグラヌール ･･････ 24
マルターゼ ･･････ 88
マルトース ･･････ 117
マロニルCoA ･･････ 104
マンガン（Mn） ･･････ 42, 65

ミオグロビン ･･････ 68, 69
ミオシン ･･････ 134
ミカエリス・メンテンの式 ･･････ 146
水 ･･････ 37
水の輪廻 ･･････ 31
密着結合 ･･････ 97
ミトコンドリア ･･････ 3, 5, 66, 125, 132
ミトコンドリア内膜 ･･････ 126
ミネラル ･･････ 7, 24, 35, 36, 37, 38,
　　　　　　　　39, 65
無機成分 ･･････ 39
無機物 ･･････ 13, 39
ムチン ･･････ 75
6つの基礎食品 ･･････ 35

メチル基 ･･････ 140
メッセンジャーRNA ･･････ 128
免疫 ･･････ 150
免疫グロブリン（Ig） ･･････ 151
免疫グロブリン遺伝子 ･･････ 155

モノグリセリド ･･････ 103
モリブデン（Mo） ･･････ 65

や 行

有機化合物 ･･････ 15
有機成分 ･･････ 39
有機物 ･･････ 13, 15, 45

融点	26
油脂	101
輸送経路	86
輸送タンパク質	134
誘導酵素（適応酵素）	140
陽イオン	32
葉酸	56
羊水	24
ヨウ素（I）	65
葉緑体	3
4つの食品群	35

ら　行

ラクターゼ	88
ラクトース（乳糖）	88
リアーゼ	141
リガーゼ	141
リシン	134
リジン	85
リソソーム	4, 5, 156
リゾチーム	75, 76
リノール酸（$C_{18:2}$）	109, 110, 112
リパーゼ	134
リブロース-5-燐酸	121, 122
リボ核酸	3
リボース	71, 129
リボース-5-燐酸	122
リボース燐酸	118
リボソーム	4, 5, 128, 131
硫化水素	25
燐（P）	65
リンゴ酸	123
燐酸	34
燐酸カルシウム	39
燐酸基	140
リンパ液	35
励起	19
レチナール	60
ロイコトリエン（LT）	109, 112, 113, 114
6-ホスホグルコノラクトン	121
6-ホスホグルコン酸	122
ロドプシン	60

A

ATP（アデノシン三燐酸）	45, 66, 70, 94, 127
ATP依存性ポンプ	94
ATP分解酵素（ATPアーゼ）	94

B

B細胞	151

C

Ca-Mg-ATPアーゼ	134
CCK-PZ（コレシストキニン-パンクレオザイミン, cholecystokinin-pancreozymin の略号）	78
Cu	42, 65

D

DHA	109, 111, 112

DNA（DNA鎖） 3, 27, 28, 129, 131

F
Fe 18, 40, 65, 68, 69

G
G細胞 77

H
H鎖 153

I
I 65
Ig 151
IgA 152
IgD 152
IgE 152, 156
IgG 152, 156
IgM 152, 156
I細胞 78

K
K 65, 70
K⁺チャンネル 92

L
L-アスコルビン酸 93
L-アルギニノコハク酸 127
L-アルギニン 127

L-シトルリン 127
L鎖 153
LT 109

M
Mo 65
mRNA（メッセンジャー RNA）
.... 131

N
N-アセチルグルタミン酸 126
NAD 58
NADP 58

P
pH（power of Hydrogen） 31, 32, 33, 35, 40

R
RNA 3, 27
RQ 49, 50

S
Se 42, 65
Specific Dynamic Action 52

T
tRNA（トランスファー, 転移 RNA）
.... 131
T細胞 151

〈著者略歴〉

片山　眞之（農学博士）

1959 年　東京農工大学農学部農芸化学科卒業
1964 年　東京大学大学院化学系研究科修了
　　　　　カリフォルニア大学（サンジエゴ校）スクリップス海洋研究所研究員，ニューヨーク州立大学アップステイト医学センター研究員，東京大学助手（農学部），大阪府立大学助手，講師，助教授，教授（農学部応用生物化学科）を経て
現　在　大阪府立大学名誉教授，森ノ宮医療学園専門学校講師，岐阜女子大学特別客員教授，大阪青山大学客員教授

片山　洋子（医学博士）

1958 年　東京大学医学部衛生看護学科卒業
1960 年　お茶の水女子大学家政学部専攻科（食物学）修了
　　　　　東京大学助手（医学部），お茶の水女子大学助手（家政学部），大阪市立大学講師，ライデン大学医学部電子顕微鏡研究所で研究に従事，大阪市立大学助教授，教授（生活科学部），福岡女子大学大学院教授（人間環境学研究科），岐阜女子大学教授（健康栄養学科）を経て
現　在　大阪市立大学名誉教授，岐阜女子大学特別客員教授，大阪青山大学教授（健康栄養学科）

パワーアップ栄養学

2005 年 6 月 3 日　　初　版
2012 年 4 月 10 日　　第 2 刷

　　　　　　　　著　者　　片山眞之
　　　　　　　　　　　　　片山洋子
　　　　　　　　発行者　　飯塚尚彦
　　　　　　　　発行所　　産業図書株式会社
　　　　　　　　　　　　　〒102-0072　東京都千代田区飯田橋 2-11-3
　　　　　　　　　　　　　電話　03(3261)7821(代)
　　　　　　　　　　　　　FAX　03(3239)2178
　　　　　　　　　　　　　http：//www.san-to.co.jp
　　　　　　　　装　幀　　菅　雅彦

　　　　　　　　　　　　　　　　　　　　　　　印刷・製本　　平河工業社

© Masayuki Katayama　2005
　Yohko Katayama

ISBN 978-4-7828-6518-7 C3047